Anne Meyer

Kolorektales Karzinom

Anne Meyer

Kolorektales Karzinom

Aktion "Darmkrebs: Betroffene helfen Angehörigen"

Südwestdeutscher Verlag für Hochschulschriften

Impressum/Imprint (nur für Deutschland/only for Germany)
Bibliografische Information der Deutschen Nationalbibliothek: Die Deutsche Nationalbibliothek verzeichnet diese Publikation in der Deutschen Nationalbibliografie; detaillierte bibliografische Daten sind im Internet über http://dnb.d-nb.de abrufbar.

Alle in diesem Buch genannten Marken und Produktnamen unterliegen warenzeichen-, marken- oder patentrechtlichem Schutz bzw. sind Warenzeichen oder eingetragene Warenzeichen der jeweiligen Inhaber. Die Wiedergabe von Marken, Produktnamen, Gebrauchsnamen, Handelsnamen, Warenbezeichnungen u.s.w. in diesem Werk berechtigt auch ohne besondere Kennzeichnung nicht zu der Annahme, dass solche Namen im Sinne der Warenzeichen- und Markenschutzgesetzgebung als frei zu betrachten wären und daher von jedermann benutzt werden dürften.

Coverbild: www.ingimage.com

Verlag: Südwestdeutscher Verlag für Hochschulschriften GmbH & Co. KG
Heinrich-Böcking-Str. 6-8, 66121 Saarbrücken, Deutschland
Telefon +49 681 37 20 271-1, Telefax +49 681 37 20 271-0
Email: info@svh-verlag.de

Zugl.: Erlangen, FAU, Diss., 2011

Herstellung in Deutschland:
Schaltungsdienst Lange o.H.G., Berlin
Books on Demand GmbH, Norderstedt
Reha GmbH, Saarbrücken
Amazon Distribution GmbH, Leipzig
ISBN: 978-3-8381-1691-4

Imprint (only for USA, GB)
Bibliographic information published by the Deutsche Nationalbibliothek: The Deutsche Nationalbibliothek lists this publication in the Deutsche Nationalbibliografie; detailed bibliographic data are available in the Internet at http://dnb.d-nb.de.

Any brand names and product names mentioned in this book are subject to trademark, brand or patent protection and are trademarks or registered trademarks of their respective holders. The use of brand names, product names, common names, trade names, product descriptions etc. even without a particular marking in this works is in no way to be construed to mean that such names may be regarded as unrestricted in respect of trademark and brand protection legislation and could thus be used by anyone.

Cover image: www.ingimage.com

Publisher: Südwestdeutscher Verlag für Hochschulschriften GmbH & Co. KG
Heinrich-Böcking-Str. 6-8, 66121 Saarbrücken, Germany
Phone +49 681 37 20 271-1, Fax +49 681 37 20 271-0
Email: info@svh-verlag.de

Printed in the U.S.A.
Printed in the U.K. by (see last page)
ISBN: 978-3-8381-1691-4

Copyright © 2011 by the author and Südwestdeutscher Verlag für Hochschulschriften GmbH & Co. KG and licensors
All rights reserved. Saarbrücken 2011

Inhaltsverzeichnis

1. Zusammenfassung   1

1.1 Hintergrund und Ziele   1

1.2 Patienten und Methoden   1

1.3 Ergebnisse   1

1.4 Praktische Schlussfolgerungen   2

2. Summary   3

2.1 Background   3

2.2 Methods   3

2.3 Results   3

2.4 Conclusion   4

3. Einleitung   5

4. Patienten und Methoden   6

4.1 Risikogruppen   6

4.2 Vorsorgeangebote in Deutschland   6

4.3 S3-Leitlinie „Kolorektales Karzinom"   6

4.4 Das Tumorzentrum Erlangen-Nürnberg   7

4.5 Aktion „Darmkrebs: Betroffene helfen Angehörigen"   8

4.6 Patientengut   9

4.7 Statistik   12

5. Ergebnis   13

5.1 Rückantworten von Patienten und Angehörigen   13

5.2 Rücklauf der Koloskopie-Dokumentationsbögen   16

5.3 Ergebnisse der Vorsorge-/Früherkennungskoloskopien   18

6. Diskussion   19

6.1 Dysplasie-Karzinome-Sequenz   19

6.2 Risikogruppen   19

6.3 Vorsorgeangebote   20

6.4 Nachweis kolorektaler Neoplasien   25

6.5 Ausblick   29

7. Literaturverzeichnis   30

8. Anhang   40

Anhang A: Anschreiben an die Hausärzte   40

Anhang B1: Anschreiben an die Patienten   41

Anhang B2: Rückantwortbogen   43

Anhang C: Informationsblatt für Angehörige   44

Anhang D: Koloskopiebogen   45

Anhang E: Poster Aktion „Darmkrebs: Betroffene helfen Angehörigen"   46

9. Anmerkungen   47

10. Danksagung   48

1. Zusammenfassung

1.1 Hintergrund und Ziele

Das kolorektale Karzinom stellt bei beiden Geschlechtern in Deutschland die zweithäufigste Krebserkrankung dar. Erstgradig Verwandte von Darmkrebspatienten besitzen ein zwei- bis vierfach erhöhtes Risiko, an einem kolorektalen Karzinom zu erkranken. Eine Vorsorgeuntersuchung erscheint beim kolorektalen Karzinom sinnvoll, da es meist über viele Jahre hinweg aus benignen Vorstufen im Rahmen der Dysplasie-Karzinom-Sequenz entsteht. Die endoskopische Abtragung dysplastischer Polypen führt zu einer deutlichen Risikoreduktion für die Entstehung eines kolorektalen Karzinoms. Die Aktion „Darmkrebs: Betroffene helfen Angehörigen" hat das Ziel, Angehörige von Darmkrebspatienten zu kontaktieren und zu einer Vorsorgekoloskopie aufzufordern.

1.2 Patienten und Methoden

4134 Patienten, die zwischen 1998 und 2008 wegen eines invasiven kolorektalen Karzinoms in Mittelfranken oder dem Landkreis Forchheim operiert wurden und dort leben, wurden angeschrieben. Die Angehörigen der Darmkrebspatienten wurden motiviert, eine Vorsorgekoloskopie durchführen zu lassen. Untersucht wurden die Compliance und Akzeptanz bei Patienten und deren Angehörigen sowie die bei der Koloskopie erhobenen Befunde. Ziel der Initiative ist, mit einer zielgerichteten Vorsorge bzw. Früherkennung, eine hohe Rate an frühen Tumoren, sowohl benigne Vorstufen wie z.B. Adenome als auch frühe Karzinome zu behandeln und damit die Sterblichkeit am kolorektalen Karzinom zu senken.

1.3 Ergebnisse

Von den 4134 angeschriebenen Indexpatienten lebten noch 3566 Patienten, 568 waren zwischenzeitlich verstorben. 1162 Patienten reagierten mit einer Antwort auf das Schreiben (Rücklaufquote 31,5%). 96% dieser Betroffenen äußerten sich positiv in ihrer Rückantwort und erklärten ihre Bereitschaft zur Teilnahme an diesem Projekt.
Von November 2008 bis März 2010 wurden insgesamt 161 Vorsorgekoloskopien in 97

teilnehmenden Praxen dokumentiert und die Ergebnisse an die Geschäftsstelle des Tumorzentrums Erlangen-Nürnberg weitergegeben. Bei den durchgeführten Koloskopien gelang bei 159 Patienten (98,8%) eine vollständige Einsicht bis zum Zökum mit Darstellung aller Dickdarmabschnitte. 105 Koloskopien (65,2%) waren ohne pathologischen Befund. Bei 22 Untersuchten (13,7%) fanden sich hyperplastische Polypen und bei 18 Adenome (11,2%). Andere nichtmaligne Diagnosen, wie z.B. eine Sigmadivertikulitis, wurden bei weiteren 16 Patienten (9,9%) gestellt. Ein kolorektales Karzinom wurde nicht diagnostiziert.

1.4 Praktische Schlussfolgerungen

Die Rückantworten der angeschriebenen Patienten haben gezeigt, dass ihre erstgradig Angehörigen bereits sehr gut über das kolorektale Karzinom und ihr familiäres Risiko informiert und sensibilisiert sind. Langfristig sollte die Information der Patienten und ihrer Angehörigen bezüglich ihres familiären Darmkrebsrisikos in die klinische Routine, z.B. im Rahmen des Entlassungsgesprächs, integriert werden.

Die Screeningkoloskopie stellt die invasivste, aber auch die effektivste und kostengünstigste Vorsorgeuntersuchung zur Senkung der Inzidenz kolorektaler Karzinome dar.

2. Summary

2.1 Background

Colorectal carcinoma is the second most frequent type of cancer among both sexes in Germany. The probability of being diagnosed with colorectal cancer is from two- to four-fold higher in first-degree patients' relatives than in the average population. A screening examination to detect colorectal cancer appears to be reasonable, as the malignant disease mostly develops from benign precursors within the dysplasia-carcinoma sequence over many years. Endoscopic ablation of dysplastic polyps reduces the risk of developing colorectal carcinoma considerably. The aim of the project "Colorectal Carcinoma: Affected patients help their relatives" was to contact the relatives of colorectal cancer patients and to ask them to attend screening-colonoscopy.

2.2 Methods

4134 patients living in Central Franconia or in the administrative district of Forchheim who were operated on an invasive colorectal carcinoma between 1998 and 2008 were contacted by mail. Their relatives were encouraged to be examined for colorectal cancer by screening-colonoscopy. We analysed the compliance and acceptance of the patients and their relatives and the results of the screening-colonoscopies. The main objective of this approach was to diagnose a high rate of early colorectal carcinomas and its precursors, the colorectal polyps, by screening examinations and thus to reduce the mortality of colorectal cancer.

2.3 Results

3566 of the 4134 contacted index patients were still alive at the time of the study; 568 meanwhile had died. 1162 patients responded to the letter (response rate 31.5%). 96% of the affected persons agreed to participate in the project and being examined for colorectal cancer.
From November 2008 to March 2010 overall 161 screening colonoscopies were performed in 97 participating doctor's practices. Documentation was returned to the office of the

"Tumorzentrum Erlangen-Nürnberg". In 159 patients (98.8%) a complete colonoscopy including the inspection of all parts of the colon up to the cecum was feasible. In 105 cases (65.2%) no pathological findings were observed. In 22 cases (13.7%) hyperplastic polyps were detected and in 18 cases (11.2%) adenomas were found. In 16 patients (9.9%) other non-malignant findings like diverticulitis of the sigmoid colon was diagnosed. A colorectal carcinoma was not diagnosed in any case.

2.4 Conclusion

The contacted patients´ responses have shown that their first-degree relatives have already been very well-informed about their familial risk to develop colorectal cancer. In the long term colorectal cancer patients and their relatives should be provided with information on the familial risk of colorectal cancer within clinical routine, for example when discharged from hospital.

Screening colonoscopy is the most invasive, but also the most effective and cost-saving screening method to reduce the incidence of colorectal cancer.

3. Einleitung

Das kolorektale Karzinom ist in Deutschland bei beiden Geschlechtern die zweithäufigste Krebserkrankung. Jährlich erkranken daran etwa 37.000 Männer und 36.000 Frauen. Das durchschnittliche Alter zum Zeitpunkt der Diagnose beträgt bei Frauen 75, bei Männern 69 Jahre. Jährlich versterben in Deutschland etwa 28.000 Menschen an einem kolorektalen Karzinom (79). Diese Erkrankungs- und Sterberaten sind auch für Bayern und Mittelfranken nachzuweisen (8, 29).

Die Prognose des kolorektalen Karzinoms wird in erster Linie von der Ausbreitung der Erkrankung zum Zeitpunkt der Diagnose bestimmt. Bei frühzeitiger Karzinomdiagnose, wenn die regionären Lymphknoten nicht befallen sind und keine Fernmetastasierung vorliegt, ist allein nach chirurgischer Behandlung die Prognose sehr gut (32, 38-41, 65).

Das kolorektale Karzinom hat viele Eigenschaften, die eine Vorsorgeuntersuchung sinnvoll machen: es ist häufig, es entsteht oft sehr langsam aus zunächst gutartigen dysplastischen Polypen (Dysplasie-Karzinom-Sequenz, früher Adenom-Karzinom-Sequenz), die Darmschleimhaut kann durch die Koloskopie eingesehen werden. So führt eine konsequente Entfernung von Adenomen zu einer Risikoreduktion für die Entwicklung eines kolorektalen Karzinoms von bis zu 90% (25, 86). In Deutschland übernehmen die gesetzlichen Krankenkassen ab dem 55. Geburtstag die Kosten für eine Koloskopie, da ab diesem Alter die Erkrankungswahrscheinlichkeit steil ansteigt. Allerdings nehmen nur 10 bis 20% der Anspruchsberechtigten derzeit dieses Vorsorgeangebot wahr (14, 80, 85, 86). Angehörige von Darmkrebspatienten haben ein erhöhtes Risiko, an einem kolorektalen Karzinom zu erkranken. Ziel dieses Projektes war, die Angehörigen von Patienten mit einem kolorektalen Karzinom, die vom Tumorzentrum Erlangen-Nürnberg erfasst waren, zu erreichen und zu einer Vorsorgeuntersuchung in Form einer Koloskopie aufzufordern. Es wurden die Compliance und Akzeptanz bei Patienten und deren Angehörigen sowie die bei der Koloskopie erhobenen Befunde untersucht.

4. Patienten und Methoden

4.1 Risikogruppen

Während erbliche Risikoerkrankungen (Familiäre Adenomatöse Polyposis [FAP], Hereditäres Non-Polyposis Coli Kolonkarzinom [HNPCC]) und chronisch entzündliche Darmerkrankungen (Colitis ulcerosa, Morbus Crohn) in ca. 10% an der Entstehung eines kolorektalen Karzinoms beteiligt sind, entstehen ca. 90% aller neu auftretenden Karzinome sporadisch, insbesondere über die Entwicklung aus einem adenomatösen Polypen. Erstgradig Verwandte von Darmkrebs Betroffenen haben ein doppelt bis vierfach erhöhtes Risiko, im Laufe ihres Lebens ebenfalls an einem solchen Karzinom zu erkranken. Sie profitieren besonders von Vorsorge- bzw. Früherkennungsangeboten.

4.2 Vorsorgeangebote in Deutschland

Bereits seit 1971 besteht in der Bundesrepublik Deutschland ein gesetzliches Krebsfrüherkennungsprogramm. Folgende Untersuchungsverfahren stehen zur Verfügung: Guajakbasierter fäkaler Test auf okkultes Blut im Stuhl (FOBT), Sigmoidoskopie, vollständige Koloskopie, Immunologische molekulare Screeningverfahren und CT-/MR-Kolonographie.

In Deutschland übernehmen seit Oktober 2002 die gesetzlichen Krankenkassen ab einem Alter von 50 Jahren die Kosten für einen jährlichen Hämokkulttest auf Blut im Stuhl, bzw. ab 55 Jahren die Kosten einer Darmspiegelung zweimal im Abstand von zehn Jahren oder wahlweise weiterhin alle zwei Jahre einen Hämokkulttest (108).

4.3 S3-Leitlinie „Kolorektales Karzinom"

Die Deutsche S3-Leitlinie „Kolorektales Karzinom" empfiehlt Risikopatienten frühzeitig ein Screeningverfahren, wobei hier die komplette Koloskopie die höchste Sensitivität und Spezifität für das Auffinden eines Adenoms oder Karzinoms besitzt und als Standardverfahren empfohlen werden sollte (87, 88).

Verwandte ersten Grades sollten sich zehn Jahre vor dem Erkrankungsalter des Angehörigen (Indexpatient) koloskopieren und dies alle zehn Jahre wiederholen lassen. Ist das kolorektale Karzinom des Indexpatienten vor dessen 60. Lebensjahr aufgetreten, sollte die erste Koloskopie des erstgradig Angehörigen bereits im Alter von 40 Jahren stattfinden. Ist mehr als ein Verwandter ersten Grades an einem kolorektalen Karzinom erkrankt, und war der Indexpatient bei Erstmanifestation des Karzinoms jünger als 45 Jahre, sollten die Vorsorgeuntersuchungen spätestens mit 35 Jahren beginnen und zunächst alle drei bis fünf Jahre wiederholt werden. Erstgradig Verwandte eines Patienten mit einem kolorektalen Adenom vor dem 60. Lebensjahr sollten sich aufgrund ihres erhöhten Risikos ab dem 40. Lebensjahr alle zehn Jahre komplett koloskopieren lassen (86).

4.4 Das Tumorzentrum Erlangen-Nürnberg

Das Tumorzentrum Erlangen-Nürnberg wurde 1984 gegründet. Es ist ein freiwilliger, interdisziplinärer Zusammenschluss aller onkologisch tätigen Ärzte, Kliniken und Einrichtungen in Mittel -und Oberfranken und Mitglied der Arbeitsgemeinschaft Deutscher Tumorzentren e.V. Das Klinische Krebsregister erfasst prospektiv onkologische Basis- und Verlaufsdaten mit dem Tumordokumentationssystem TUREK2. Dabei werden soweit möglich internationale Klassifikationen angewandt, z.B. TNM-Klassifikation der UICC (96). Die Arbeit des Tumorzentrums unterstützt die Qualitätssicherung sowie Studien zur Therapieoptimierung und Identifikation von Prognosefaktoren. Seit 1998 werden mit steigender Vollständigkeit alle Tumorerkrankungen flächendeckend in Mittelfranken für das Bevölkerungsbezogene Krebsregister Bayern erfasst. Des Weiteren gehören zu den Aufgaben des Tumorzentrums die Beratung von Tumorpatienten, die Information der Bevölkerung und die Organisation von Projektgruppen.

4.5 Aktion „Darmkrebs: Betroffene helfen Angehörigen"

Im März 2008 wurde das Projekt „Darmkrebs: Betroffene helfen Angehörigen" von der interdisziplinären Projektgruppe „Kolorektale Karzinome" des Tumorzentrums Erlangen-Nürnberg initiiert. Mit dieser Aktion soll die Bevölkerungsgruppe mit einem erhöhten Risiko für ein sporadisches kolorektales Karzinom erreicht werden. Dabei sollte überprüft werden, ob mit einer zielgerichteten Vorsorge eine höhere Rate an frühen Tumoren, sowohl Adenomen als auch frühen Karzinomen, erfasst und behandelt und damit die Sterblichkeit deutlich gesenkt werden kann.

Alle zwischen 1998 und 2008 an einem invasiven kolorektalen Karzinom erkrankte und in Mittelfranken bzw. dem Landkreis Forchheim lebende Patienten sollten von ihrer behandelnden Klinik ein Schreiben erhalten. In diesem wurden Angehörige von Darmkrebspatienten motiviert, ab dem 55. Geburtstag im Rahmen der kostenlosen gesetzlichen Vorsorgeuntersuchungen eine Koloskopie durchführen zu lassen, wenn bis dahin keine spezifischen Beschwerden auftreten. Im Falle eines Erkrankungsalters des Indexpatienten unter 55 Jahren, sollten seine Verwandten, 10 Jahre vor dem Alter des Indexpatienten bei Diagnose, eine Koloskopie durchführen lassen.

Das Schreiben beinhaltete:
- ein personifiziertes Anschreiben mit Informationen über das erhöhte Risiko der erstgradigen Angehörigen (Eltern, Geschwister, Kinder) und der Bitte, diese darüber zu informieren und zur kostenlosen Vorsorge, insbesondere der Früherkennungskoloskopie, zu motivieren,
- ein Rückantwortformular mit Freiumschlag, um die Teilnahme oder Nichtteilnahme an dieser Aktion mitzuteilen bzw. zu begründen und um evtl. weitere Informationsmaterialien anzufordern sowie sich über die Aktion zu äußern,
- 2 Informationsblätter für Angehörige, sowie
- 2 blaue Dokumentationsbögen, die die Angehörigen im Falle einer Koloskopie dem untersuchenden Arzt übergeben sollen mit der Bitte, diese ausgefüllt an die Geschäftsstelle des Tumorzentrums zurückzusenden.

Die Betroffenen wurden gebeten, sich bei weiteren Fragen an ihren Hausarzt, Internisten oder an die Geschäftsstelle des Tumorzentrums zu wenden. Die Teilnahme an der Aktion war freiwillig.

Im April 2008 wurden alle Ärzte in Mittelfranken und dem Landkreis Forchheim, die Vorsorgekoloskopien durchführen, ausführlich schriftlich informiert und erhielten blaue Dokumentationsbögen für die Koloskopie bei Risikopatienten, für die Personen, die ihren Bogen vergessen haben oder eigenständig aufgrund z.B. von Medienberichten über die Aktion zur Untersuchung kommen. Eine spätere Zusammenführung der Daten des koloskopierten Angehörigen und der Daten des ursprünglichen Indexpatienten war aus Datenschutzgründen nicht geplant.

Die Bevölkerung in der Region wurde im „Darmkrebsmonat März" auf verschiedenen Veranstaltungen über die Möglichkeiten der Darmkrebsfrüherkennung und diese Aktion informiert. Artikel in der regionalen Presse, in verschiedenen Zeitschriften, wie „AmPulsImPuls" des Universitätsklinikums Erlangen und der „ILCO-PRAXIS", sind bereits erschienen oder werden demnächst erscheinen.

Die Selbsthilfegruppe „ILCO", deren Vorsitzender für Mittelfranken ständiges Mitglied der Projektgruppe „Kolorektales Karzinom" ist, wurde von Anfang an in dieses Projekt einbezogen, um auch hierüber unmittelbar Zugang zu den Betroffenen zu finden.

Der Förderverein des Tumorzentrums Erlangen-Nürnberg übernahm die finanzielle Unterstützung, insbesondere der nicht unerheblichen Portokosten.

4.6 Patientengut

4134 noch lebende, ehemals an einem invasiven kolorektalen Karzinom Erkrankte aus ganz Mittelfranken bzw. dem Landkreis Forchheim wurden angeschrieben, die ihre Erstdiagnose zwischen 1998 und 2008 erhalten hatten. Patienten mit erblichen Risikoerkrankungen, wie FAP oder HNPCC, wurden nicht ausgeschlossen, da diese im Datensatz der epidemiologischen Krebsregistrierung nicht identifiziert werden konnten.

Tabelle 1 zeigt die demographischen Daten der Indexpatienten und die Verteilung der primär behandelnden Kliniken. Das Klinikum Nürnberg und die Universitätsklinik Erlangen brachten mit etwa je einem Drittel die meisten Patienten ein. Die Verteilung von Lokalisation, Stadium und R-Klassifikation ist in Tabelle 2 dargestellt.

	Anzahl	%
Gesamt	**4134**	**100,0%**
Alter bei Diagnosestellung		
<40	58	1,4%
40-<50	223	5,4%
50-<60	750	18,1%
60-<70	1362	32,9%
70-<80	1235	29,9%
>=80	506	12,2%
Geschlecht		
männlich	2347	56,8%
weiblich	1787	43,2%
Klinik		
Klinikum Ansbach	239	5,8%
Universitätsklinikum Erlangen	1217	29,4%
Waldkrankenhaus Erlangen	307	7,4%
Klinikum Nürnberg	1514	36,6%
Erler-Klinik Nürnberg	234	5,7%
Klinikum Fürth	428	10,4%
Kreisklinik Weißenburg	195	4,7%

Tab. 1: Demographie und behandelnde Krankenhäuser

Lokalisation und pathologisches Stadium	n	%
Kolon und Rektosigmoid	**2505**	
Stadium I	598	23,9
Stadium II	938	37,4
Stadium III	629	25,1
Stadium IV	224	8,9
Stadium y0	2	0,1
Stadium yI	0	0
Stadium yII	6	0,2
Stadium yIII	4	0,2
Stadium yIV	7	0,3
Stadium unbekannt oder keine Tumorresektion	97	3,9
R-Klassifikation Kolon		
R0	2238	89,3
R1	24	1,0
R2	144	5,7
RX oder keine Tumorresektion	99	4,0
Rektum	**1629**	
Stadium I	425	26,1
Stadium II	266	16,3
Stadium III	280	17,2
Stadium IV	63	3,9
Stadium y0	57	3,5
Stadium yI	134	8,2
Stadium yII	118	7,2
Stadium yIII	106	6,5
Stadium yIV	47	2,9
Stadium unbekannt oder keine Tumorresektion	133	8,2
R-Klassifikation Rektum		
R0	1441	88,4
R1	31	1,9
R2	68	4,2
RX oder keine Tumorresektion	89	5,5

Tab. 2: Tumorcharakteristika

4.7 Statistik

Die erhobenen Daten wurden in einer Datenbank verwaltet und konnten mit den prospektiv erhobenen Tumorbasisdaten des Tumorzentrums verknüpft werden. Häufigkeiten wurden mit dem Chi-Quadrat-Test verglichen. Die statistische Auswertung erfolgte unter Verwendung von SPSS für Windows, Version 18.0 (SSPS Inc., Chicago, IL, USA).

5. Ergebnisse

5.1 Rückantworten von Patienten und Angehörigen

Von den 4134 angeschriebenen Indexpatienten waren zwischenzeitlich 568 verstorben, 3566 lebten noch. 1162 Patienten reagierten mit einer Antwort auf das Schreiben (Rücklaufquote 31,5%). Der Rücklauf war in allen Landkreisen ähnlich und lag zwischen 27% in der Stadt Fürth und 41% in Schwabach Stadt.

Abb. 1: Prozentualer Anteil der Antworten aus den einzelnen Landkreisen (n=1162)

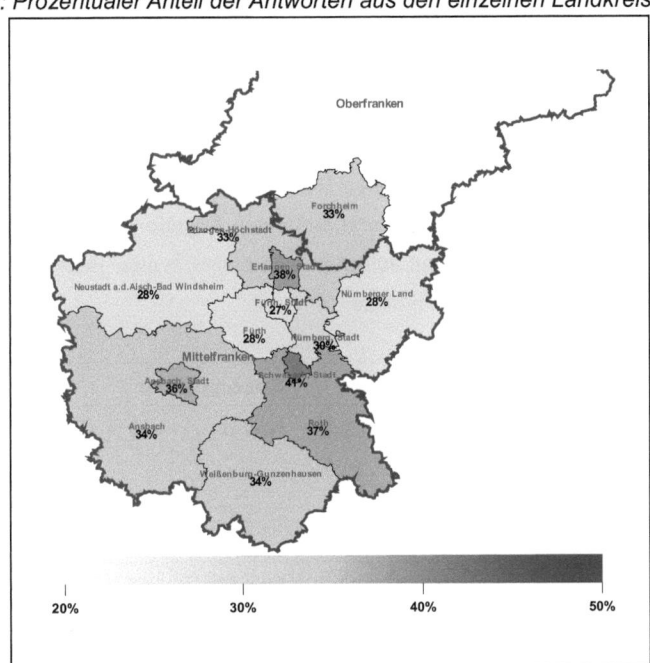

Gut zwei Drittel der Betroffenen (n=808, 69,5%) antworteten innerhalb der ersten drei Wochen, 46 Betroffene (4,0%) aber auch erst nach mehr als 12 Wochen (s. Abb. 2).

Abb. 2: Zeitlicher Eingang der Rückantworten

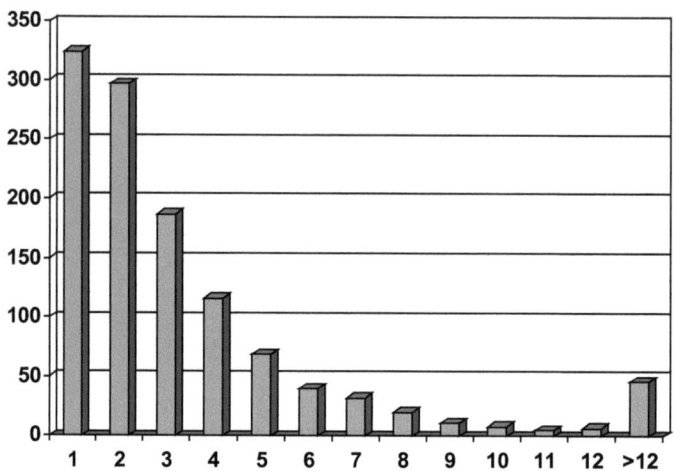

Tabelle 3 spiegelt anhand der 1162 auswertbaren Rückantworten (1058 nach Ausschluss der Verstorbenen, nicht möglichen Antworten und fehlenden Angaben) die Resonanz der Betroffenen wider. 95,6% der Antwortenden äußerten sich positiv in ihrer Rückantwort und erklärten ihre Bereitschaft zur Teilnahme an diesem Projekt.

Antworten	n	%	Resonanz	n	%
Teilnahmebereitschaft	**256**	**22,0**	**Positiv**	**1011**	**95,6**
Keine Angehörigen	357	30,7			
Angehörigen bereits untersucht	398	34,3			
Keine Teilnahmebereitschaft	**47**	**4,0**	**Negativ**	**47**	**4,4**
Antwort nicht möglich	17	1,5			
Verstorben	83	7,1			
Fehlende Angabe	4	0,3			
Gesamt	**1162**	**100,0**	**Gesamt**	**1058**	**100,0**

Tab. 3: Von den Indexpatienten oder ihren Angehörigen intendierte Teilnahmebereitschaft

Die Betroffenen in Mittelfranken zeigten, dass sie bereits sehr gut informiert sind: 34% der Rückantwortenden gaben an, dass ihre Angehörigen bereits untersucht wurden. Weitere 31% würden die Aktion gerne unterstützen, hatten aber entweder keine erstgradig Verwandten, die Angehörigen waren für die Teilnahme an der Aktion noch zu jung, zu alt oder bereits verstorben, oder es fehlte der Kontakt zu den Angehörigen oder diese zeigten keine Bereitschaft. Knapp 2% der Betroffenen waren aufgrund einer Erkrankung, z.B. einer Demenz, nicht in der Lage zu antworten. Hier machten sich deren Betreuer die Mühe, stellvertretend zu antworten und damit ihre Bereitschaft zur Unterstützung der Aktion zu zeigen. Nur 4% der Antwortenden drückten aus, nicht an der Aktion teilnehmen zu wollen. Gründe hierfür waren neben Wohnortwechsel, Überalterung oder zu junges Alter der Verwandten und fehlender Angehörigenkontakt. Nicht aufgeführt in der Tabelle sind die Rückantworten der Hinterbliebenen von 83 zwischenzeitlich verstorbenen Patienten, die an Stelle der Betroffenen das Informationsmaterial weiter gaben und sich ebenfalls positiv äußerten.

Die Rücklauffrequenz war erhöht bei jüngeren Patienten, Patienten mit Fernmetastasen und solchen, die kurativ reseziert werden konnten (s. Tab. 4).

		n	%	p
Alle		1162/3685	31,5	
Alter	< 60 Jahre	321/950	33,8	0,082
	>= 60 Jahre	841/2735	30,7	
Fernmetastasen bei Diagnose	M0	1002/3204	31,3	0,050
	M1	89/238	37,4	
R-Klassifikation	R0	1107/3485	31,8	0,088
	R1,2,X	52/200	27,5	

Tab. 4: Alter der Indexpatienten und Rückantwortfrequenz

5.2 Rücklauf der Koloskopie-Dokumentationsbögen

Bis März 2010 wurden insgesamt 161 ausgefüllte Bögen aus 97 teilnehmenden Praxen an die Geschäftsstelle der Tumorzentrums zurückgesandt. Abbildung 3 zeigt die Zahl der Koloskopie-Dokumentationsbögen pro Quartal, ausgefüllt von den Praxen, in welchen die Früherkennungskoloskopien durchgeführt wurden.

Abb. 3: Zeitliche Verteilung der 161 durchgeführten Koloskopien in 97 Praxen

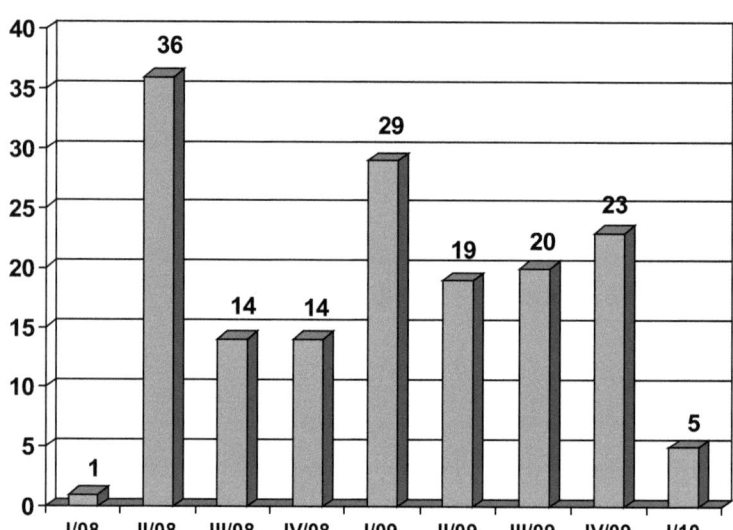

90% (n=145) der Koloskopien erfolgten aufgrund der Anschreiben, 10% (n=16) aufgrund der Pressekampagne. 81 (50,3%) der untersuchten Angehörigen waren männlich, 80 (49,7%) weiblich. Bei 101 (62,7%) Untersuchten wurden die Eltern, bei 34 (21,1%) die Geschwister und bei 5 (3,1%) die Kinder als Indexpatienten angegeben, bei 25 (15,5%) wurde kein Verwandtschaftsverhältnis vermerkt.

156 Angehörige kannten das Alter bei Erstdiagnose des ihnen zugehörigen Indexpatienten. 70,5% der Indexpatienten waren älter als 60 Jahre. Die untersuchten Verwandten in 71,7% jünger als 60 Jahre (s. Tab. 5).

Alter Indexpatient	n	%	Alter untersuchter Angehöriger	n	%
<50	11	7,1	<50	67	42,9
50-60	35	22,4	50-60	45	28,8
>60	110	70,5	>60	44	28,2
Gesamt	156	100,0	Gesamt	156	100,0

Tab. 5: Alter der untersuchten Angehörigen und der zugehörigen Indexpatienten (in 5 Fällen keine Altersangabe)

Abbildung 4 zeigt die Beziehung der Altersverteilung der Indexpatienten zu den untersuchten Angehörigen. Hier zeigt sich, dass Indexpatienten über 60 Jahre ihre jüngeren Angehörigen (< 50 Jahre), vor allem Kinder, zur Untersuchung auffordern. Indexpatienten im Alter von 50-60 Jahren schicken ihre etwa gleichaltrigen Geschwister und ihre Eltern zur Koloskopie. Dies war auch bei den wenigen Patienten mit einem Alter unter 50 Jahren zu beobachten.

Abb. 4: Beziehung zwischen dem Alter des Indexpatienten und dem Alter der untersuchten Angehörigen

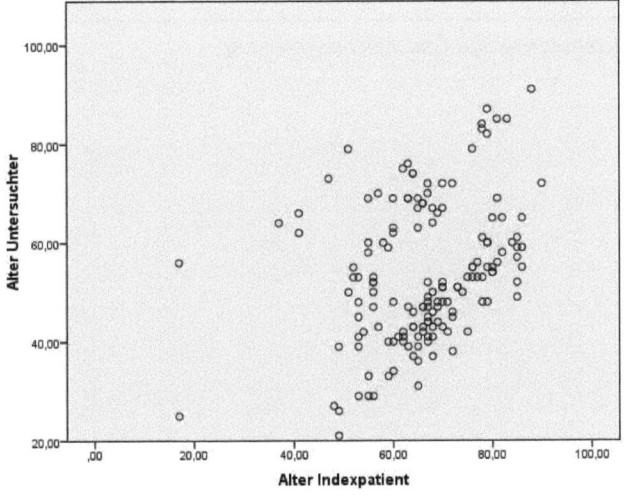

5.3 Ergebnisse der Vorsorge-/Früherkennungskoloskopien

Bei den 161 durchgeführten Koloskopien gelang in 99% (159/161) eine komplette Spiegelung bis zum Zökum mit Einsicht aller Dickdarmabschnitte. 105 (65,2%) der Koloskopien waren ohne pathologischen Befund. Es fanden sich bei 22 (13,7%) der Untersuchten hyperplastische Polypen und bei 18 (11,2%) Adenome. Bei weiteren 16 (9,9%) Untersuchungen wurden andere nichtmaligne Diagnosen, wie z.B. eine Sigmadivertikulitis, gestellt. Bisher erfolgte keine Karzinommeldung auf diesem Weg.

Zwischen den Geschlechtern gab es keinen Unterschied hinsichtlich der Gesamtzahl pathologischer Befunde. Adenome wurden häufiger bei Frauen, andere nicht-maligne Diagnosen signifikant häufiger bei Männern diagnostiziert (s. Tab. 6).

	männlich		weiblich		p
	n	%	n	%	
Untersuchte gesamt	81	100	80	100	
Unauffälliger Befund	52	64	53	66	0,785
Hyperplastische Polypen	11	14	11	14	0,975
Adenome	6	7	12	15	0,126
Andere Diagnosen	12	15	4	5	0,037

Tab. 6: Koloskopiebefunde und Geschlechtsverteilung

6. Diskussion

6.1 Dysplasie-Karzinom-Sequenz

Das kolorektale Karzinom entsteht häufig aus zunächst gutartigen Vorstufen. Die so genannte Dysplasie der kolorektalen Schleimhaut stellt die pathogenetische Grundlage für die Karzinomentstehung dar. In der Mehrzahl der Fälle entwickelt sich das kolorektale Karzinom in der so genannten Dysplasie-Karzinom-Sequenz (früher Adenom-Karzinom-Sequenz), einem kontinuierlichen Übergang von der leichten Dysplasie in einem Adenom über einen zunehmenden Dysplasieschweregrad hin zum infiltrativen Karzinom (35-37, 46, 68). Das Risiko für ein kolorektales Karzinom erhöht sich mit zunehmender Polypenzahl und Polypengröße, dem Vorliegen eines tubulovillösen bzw. villösen Adenoms oder einer höhergradigen Zelldysplasie. Der Zeitraum dieses Prozesses, welcher mit der Akkumulation vieler genetischer Schädigungen assoziiert ist, wird auf etwa 10 Jahre geschätzt. Die Inzidenz der Adenome und des kolorektalen Karzinoms steigt mit zunehmendem Alter an.

Durch die relativ lange Zeitspanne bis zur Entwicklung eines invasiven kolorektalen Karzinoms lassen sich durch Screeningprogramme sehr viele Karzinome verhindern oder in einem potentiell kurablen Stadium diagnostizieren (42, 56, 92). Eine konsequente Abtragung von Adenomen führt zu einer Risikoreduktion für die Entwicklung eines kolorektalen Karzinoms von bis zu 90% (46).

6.2 Risikogruppen

Erstgradig Verwandte von Darmkrebs Betroffenen haben ein doppelt bis vierfach erhöhtes Risiko, im Laufe ihres Lebens ebenfalls an einem solchen Karzinom zu erkranken (54, 55). Dieses Risiko besteht unabhängig vom Geschlecht gleich für Eltern und Geschwister von Indexpatienten und zeigt keine bevorzugte Darmlokalisation (69, 82, 95, 97-99). Das Risiko ist um so höher, je jünger der Indexpatient bei Diagnose war, und je mehr Verwandte ersten Grades betroffen sind (2, 4, 18, 24, 30, 31, 77, 102, 103).

Durch Studien ist belegt, dass erstgradig Verwandte von Darmkrebsbetroffenen durchschnittlich 10 Jahre früher an einem kolorektalen Karzinom erkranken als die Normalbevölkerung (14) und somit besonders von gezielten Vorsorge- bzw. Früherkennungsangeboten profitieren.

6.3 Vorsorgeangebote

Die Senkung der Mortalität des kolorektalen Karzinoms durch Vorsorgemaßnahmen konnte in zahlreichen Studien nachgewiesen werden (10, 16, 49, 57, 64, 70, 76).

Basierend auf epidemiologischen Studien berechneten Maciosek et al. (56) eine mögliche Reduzierung des Auftretens kolorektaler Karzinome durch den fäkalen okkulten Bluttest (FOBT) um 38%, durch die Sigmoidoskopie um 50% und durch eine organisierte Screeningkoloskopie um 70%. Bei einer geschätzten Teilnahme von 60% an geplanten Screeningprogrammen ergäbe sich daraus eine reale Reduktion des kolorektalen Karzinoms hinsichtlich des FOBT um 23%, in Bezug auf die Sigmoidoskopie um 30% und bei der Koloskopie um 42%. Des Weiteren würden bei Vorsorgeuntersuchungen bereits invasive Malignome in 70% der Fälle in einem frühen Stadium (UICC I und II) diagnostiziert. Die bei der Früherkennung entdeckten und behandelten Karzinome haben somit eine deutlich bessere Prognose als Karzinome, die im Rahmen der Abklärung von Symptomen auffällig werden (42, 86, 92). Schließlich konnte gezeigt werden, dass in einer Hochrisiko-Population durch einen jährlich durchgeführten Stuhltest auf okkultes Blut (FOBT) die Mortalität des kolorektalen Karzinoms um 33% (59, 86) und durch eine regelmäßige Koloskopie in 5-jährigem Abstand um 60-75% gesenkt werden kann (27, 70, 86).

Akzeptanz der Vorsorgeangebote

Bis heute existieren nur wenige Studien zur klinischen Wertigkeit der genannten Vorsorgeempfehlungen. Wichtigste Voraussetzung zur Überprüfung der Effektivität einer Screeninguntersuchung ist die Patientencompliance. Bekannt ist, dass die Compliance einer freiwilligen Teilnahme an einem Screeningprogramm umgekehrt proportional zur

Invasivität der Untersuchung ist. So werden für den FOBT bzw. immun- FOBT Akzeptanzraten von 37-95% mitgeteilt, für die Sigmoidoskopie von 12-27% und für die Koloskopie von lediglich 18% (19, 45, 60, 76, 78, 90). Die Bereitschaft zur Teilnahme an einem Screeningprogramm steigt, je mehr die zu untersuchenden Personen über das Karzinomrisiko Bescheid wissen und persönlich im Familienkreis betroffen sind. So berichten Bleiker et al. (9) über Complianceraten bei erstgradig Verwandten von Patienten mit kolorektalem Karzinom von 50-80%, bei Angehörigen von HNPCC-Indexpatienten hingegen lagen sie bei 63-93%.

Das vorhandene Wissen um das Risiko und das Krankheitsbild des kolorektalen Karzinoms in der Bevölkerung wurde in verschiedenen Studien untersucht (2, 21, 43, 62, 82, 83, 107). In einer Interviewumfrage von 2747 Personen in Großbritannien fanden McCaffery et al. (62), dass 58% der Befragten nichts zu Risikofaktoren wussten und 24% keine typischen Symptome beim kolorektalen Karzinom angeben konnten. Diese fehlende Information war ausgeprägter bei Männern jüngeren Alters sowie bei niedrigerem Bildungsgrad. Slattery et al. (95), Keku et al. (44) und Akhtar et al. (2) untersuchten das Wissen um das erhöhte familiäre Risiko sowie die Risiken zur Entstehung eines kolorektalen Karzinoms bei Personen mit erkrankten Verwandten ersten Grades. Je mehr Verwandte ein Karzinom hatten und je höher der Bildungsgrad der Personen war, umso mehr wussten sie über Risiko und Entstehung der Erkrankung und waren zur Änderung von Lebensgewohnheiten bereit.

Bei der Aktion „Betroffene helfen Angehörigen" erfolgte die Kontaktaufnahme zu den Risikopersonen indirekt über die Indexpatienten, welche von den vorbehandelnden Kliniken angeschrieben wurden. Nach Abzug der inzwischen verstorbenen Patienten konnte eine Rücklaufquote von 31,5% erreicht werden. Ähnlich hohe Rückantwortraten erzielten Leggatt et al. (48) mit 29%, Fletcher et al. (28) mit 27,5% und Katalinic et al. (43) mit 35% bei Fragebogenaktionen zu familiärem Kolonkarzinomrisiko und Vorsorge-Bereitschaft.

Von 1162 Rückantworten gingen zwei Drittel innerhalb der ersten drei Wochen ein. In 96% wurde eine Unterstützung des Projektes erklärt, 4% lehnten eine Teilnahme ab. Gründe hierfür waren neben Wohnortwechsel, Überalterung oder zu junges Alter der Verwandten und fehlender Angehörigenkontakt. Neben der hohen Akzeptanz der rückantwortenden

Angehörigen der Indexpatienten zeigte sich, dass die Betroffenen hinsichtlich ihres persönlichen Karzinomrisikos schon gut informiert waren. 398 Personen (37%) hatten sich bereits einer Vorsorgekoloskopie unterzogen. Waren keine Verwandte vorhanden, waren diese zu jung bzw. zu alt für eine Darmspiegelung oder gar verstorben, unterstützten die angeschriebenen Patienten die Aktion durch Weitergabe der Untersuchungsbögen an Bekannte und weitere Verwandte.

Manne et al. (61) und Pariente et al. (72) fanden in ihrem Risikopatientenkollektiv eine Steigerung der Screeeningteilnahme, wenn der Indexpatient ein fortgeschritteneres Tumorstadium aufwies. Dies konnte in unserer Analyse bei Patienten mit Fernmetastasen nachvollzogen werden.

Akzeptanz der Screeningkoloskopie

Die Koloskopie ist die Screeningmethode mit der höchsten Effizienz hinsichtlich einer Risikominderung, da neben der Diagnose präkanzeröser Neoplasien deren gleichzeitige Entfernung möglich ist (11, 12, 14, 74, 77, 86, 104). Die Darmspiegelung ist zwar die teuerste, jedoch insgesamt kosteneffektivste Methode (11, 64, 81, 91). Als invasivste Screeningmethode ist sie mit einem zwar geringen, aber doch möglichen Komplikationsspektrum verbunden. Allerdings gelingt nicht immer eine Pankoloskopie bis zum Zökum.

Die klinische Praxis zeigt, dass es gut möglich ist, erstgradig Verwandte von Indexpatienten zu kontaktieren und sie zur Koloskopie aufzufordern. Die in Studien mitgeteilten Akzeptanzraten zur Vorsorgekoloskopie von erstgradig Verwandten von Patienten mit kolorektalem Karzinom sind mit 18-42% noch verbesserungsbedürftig (3, 17, 23, 31, 47, 53, 57, 61, 66, 67, 72, 93, 94).

Eine französische Studie (23) zeigte auch bei erstgradig Verwandten von Patienten mit großen Kolonadenomen eine ebenfalls geringe Beteiligung zur Screeningkoloskopie von lediglich 18%.

Von unseren durch die Aktion angesprochenen und aktiv teilnehmenden 1058 Personen hatten sich bereits 398 koloskopieren lassen. Weitere 161 Betroffene nahmen zwischenzeitlich die Möglichkeit der Vorsorgekoloskopie wahr, wobei sich 90% (n=145) durch das Anschreiben auffordern ließen, 10% (n=16) sahen sich bereits durch Presseaktionen zum Thema Darmkrebs animiert. Insgesamt betrug die Teilnehmerquote zur Vorsorgekoloskopie 53,0% (561/1058). Im Vergleich dazu weisen Studien in der neueren Literatur Teilnahmefrequenzen zwischen 14 und 50% auf (s. Tab. 7).

Autoren	Jahr	Organisation	Patienten (n)	Teilnahme (%)
Colombo et al. (22)	1997	Überwachung	778	29,9
Harris et al. (34)	1997	Krebsregister	225	50
Clavel-Chapelon et al. (20)	1999	Kohortenstudie	13343	17,4
Shvartzman et al. (90)	2000	Telefonaktion	215	14
Thrasher et al. (100)	2002	Überwachung	564	25
Aktion „Darmkrebs: Betroffene helfen Angehörigen"	2010	Fragebogen	1058	53

Tab. 7: Koloskopiescreening bei Verwandten von einem Patienten mit kolorektalem Karzinom

Beeinflussende Faktoren der Screeningkoloskopie

Die Teilnahmefrequenz an einer Screeningkoloskopie war abhängig vom Untersuchungszeitraum, dem Alter, Geschlecht und Bildungsstand der untersuchten

Personen, von regionalen Gegebenheiten (Stadt/Land) und der Art der Kontaktaufnahme zu den untersuchten Verwandten (Hausärzte, Telefonaktion).

Colombo et al. (22) und Cottet et al. (23) berichten, dass gerade jüngere erstgradig Angehörige von Patienten mit kolorektalem Karzinom ein besseres Krankheitsverständnis und auch mehr Angst, insbesondere vor fortgeschritteneren Tumorstadien hatten, und somit eher zu einer Vorsorgekoloskopie bereit waren. Auch wir konnten feststellen, dass von den untersuchten betroffenen Angehörigen 42,9% (n=67) jünger als 50 Jahre alt waren und das Vorsorgeangebot häufiger wahrnahmen als die Altersgruppe 50-60 Jahre (28,8%), und Angehörige über 60 Jahre (28,2%). In der Literatur wird häufig berichtet, Frauen und Angehörige von weiblichen Indexpatienten ließen sich häufiger untersuchen als Männer (17, 20, 23, 33, 73). Bei unseren untersuchten Angehörigen zeigten sich keine Geschlechtsunterschiede (49,7% bzw. 50,3%). Colombo et al. (22), Akhtar et al. (2) und auch Scheffer et al. (85) fanden eine größere Akzeptanz bei Personen mit höherem Bildungsgrad aufgrund eines besseren Krankheitsverständnisses und vermehrter Information zu Erkrankungsrisiken. Über unterschiedliche Teilnehmerquoten in Abhängigkeit vom Wohnort in der Stadt oder auf dem Land (21% vs. 12%) berichteten Cottet et al. (23).

Bei komplexer Familienanamnese mit mehr als 2 verwandten Karzinompatienten war die Bereitschaft zur Screeningkoloskopie eher gegeben (3, 20, 22, 61). Clavel-Chapelon et al. (20) berichten von einer Kohortenstudie mit 72710 Patienten, dass die Koloskopiebereitschaft mit der Anzahl der an einem Karzinom erkrankten Verwandten steigt. Sie betrug bei einem erkrankten Angehörigen 17,4% (n=13343), bei zwei erkrankten Verwandten 23,5% (n=2576) und bei drei erkrankten Angehörigen 30,1% (n=648).

Die direkte Kontaktaufnahme zu den zu untersuchenden Personen, entweder über die Hausärzte oder telefonisch, trug in vielen Arbeitsgruppen ebenfalls zur Teilnahmesteigerung bei (3, 9, 34, 57, 58, 61, 63, 83, 84, 106).

Mit der Gründung verschiedener medienwirksamer Netzwerke und Stiftungen (z.B. „Felix Burda Stiftung", „Netzwerk gegen Darmkrebs", „Lebensblicke") wird versucht, die Teilnahmeraten an Screeningprogrammen, insbesondere unter Berücksichtigung von

Risikogruppen, zu erhöhen. Entscheidend ist aber auch der Informationsfluss bei Ärzten und Patienten. So konnten Meng et al. (63) in ihrem untersuchten Patientengut zeigen, dass durch direkte Patienten-Arzt-Kommunikation mit Aufklärungs- und Erinnerungsgesprächen die Motivation zur Vorsorgekoloskopie von zunächst 23% auf 37% gesteigert werden konnte. Armelao et al. (3) gelang es, auf regionaler Ebene durch direkte Kontaktaufnahme zu Risikopersonen von Indexpatienten die Teilnahmerate zu einer organisierten Vorsorgekoloskopie auf 77% (550/709 Personen) anzuheben. Mit 67% (n=94/149) erreichten Bleiker et al. (9) eine vergleichbar hohe Akzeptanz bei ihren untersuchten Risikopersonen durch ein ähnlich organisiertes Vorgehen.

Mangelhaftes Wissen über das individuelle Krebsrisiko, fehlende Symptome und Beschwerden, sowie die Angst vor einer positiven Tumordiagnose sind häufige Hinderungsgründe für eine aktive Teilnahme an Screeningprogrammen (19, 22, 63, 75, 83). Die unangenehme Vorbereitung durch Abführmaßnahmen und die Angst vor Komplikationen bei der Darmspiegelung tragen zusätzlich zur Ablehnung von Vorsorgekoloskopien bei (19, 63).

6.4 Nachweis kolorektaler Neoplasien

In Abhängigkeit von der Vollständigkeit der Koloskopie bis zum Zökum sowie vom Untersuchungszeitraum werden bei den Screeninguntersuchungen erstgradig Verwandter von Indexpatienten mehr Polypen und Adenome als Karzinome entdeckt. Die Diagnoserate benigner Neoplasien liegt zwischen 11% und 46%, die invasiver Karzinome bei 0-3% (s. Tab. 8).

Autor	Jahr	n	Pankolo-skopie (%)	Polypen (%)	Adenome (%)	Karzi-nome (%)	US-Zeit (Jahre)
Guillem et al. (33)	1992	181	-	14	13	-	-
Pariente at al. (72)	1998	185	94	-	23	3 (n=6)	-
Dowling et al. (26)	2000	232	100	-	14	1 (n=2)	-
López-Köstner et al. (53)	2006	76	99	21	16	1 (n=1)	-
Menges et al. (64)	2006	228	-	36	19	0,4 (n=1)	2
Pezzoli et al. (73)	2006	562	85	33	22	2 (n=12)	5
Armelao et al. (3)	2010	550	98	46	34	1 (n=7)	5
Aktion Tumor-zentrum	2010	161	99	14	11	0	2

Tab. 8: Koloskopiebefunde von erstgradig Verwandten mit kolorektalem Karzinom im Rahmen eines Vorsorgescreenings; US-Zeit = Untersuchungszeitraum

In nahezu allen publizierten Studien war eine vollständige Pankoloskopie in über 90% möglich. Bei den 161 durchgeführten Vorsorgekoloskopien der betroffenen Angehörigen, welche in 97 gastroenterologischen Praxen durchgeführt wurde, konnte in 99% der gesamte Darm eingesehen werden. Komplikationen wurden keine mitgeteilt.

Hyperplastische Polypen

Das maligne Entartungspotential hyperplastischer Polypen ist bisher nicht geklärt. Wurden sie früher als harmlose Läsionen betrachtet (51, 71), so werden sie heute differenzierter als heterogene Gruppe von Polypen gesehen, wobei eine Untergruppe wie die serratierten Polypen ein hohes Risiko zur malignen Transformation aufweisen (50, 52, 71, 101). Die molekulargenetischen Veränderungen mit Mikrosatelliteninstabilität bei dieser Subgruppe konnte inzwischen nachgewiesen werden (5, 101), so dass für die maligne Umwandlung dieser serratierter Polypen ein eigener molekular definierter Tumorpfad anzunehmen ist, der sich von der Adenom-Karzinom-Sequenz unterscheidet (5, 6, 71).

Adenome

In der Studie von Menges et al. (64) stieg die Nachweisrate von Adenomen mit zunehmendem Alter an (21% < 60 Jahre vs. 63% > 60Jahre). Zahlreiche Autoren fanden eine höhere Rate an Adenomen bei Männern als bei Frauen (Guillem et al. (33) 20,8% vs. 9%, Armelao et al. (3) 41,4% vs. 25,2%, Cottet et al. (23) 63% vs. 37%, Pariente et al. (72) 30,7% vs. 16,5%). Einzig Menges et. al. (64) fanden eine höhere Prävalenz von Adenomen, und hier insbesondere von high risk-Adenomen, bei Frauen als bei Männern (20,8% vs. 17,4%, p=0,61). Auch bei unseren, allerdings wenigen (n=18) koloskopierten Angehörigen war der Adenomnachweis bei den Frauen höher als bei den Männern (66,7% vs. 33,3%).

Zudem konnte gezeigt werden, dass erstgradig Verwandte von Indexpatienten mit kolorektalem Karzinom bereits in jüngerem Alter Adenome entwickeln (1, 32, 64).
Auch bei komplexer Familienanamnese mit mehr als zwei erstgradig Verwandten mit kolorektalem Karzinom konnten Guillem et al. (33) eine höhere Prävalenz an Adenomen zeigen, als für solche mit nur einem erstgradig verwandten Tumorpatienten (23,8% vs.

13,1%). Pezzoli et al. (73) hingegen sahen bei ihren untersuchten Personen mit komplexer Familienanamnese keine höhere Neoplasiefrequenz.

Auch bei Verwandten von Patienten mit kolorektalen Adenomen ist ein erhöhtes Karzinomrisiko bekannt (1, 7, 23, 26, 33, 105). Unabhängig vom Geschlecht wird das Malignomrisiko für Geschwister und Eltern als gleich hoch beschrieben (1). Bei ihren Untersuchungen zum Koloskopiescreening von erstgradig Verwandten von Patienten mit großen Adenomen fanden Cottet et al. (23) bei 5 von 168 nachuntersuchten Personen (3%) Karzinome, welche allesamt aus fortgeschrittenen großen villösen Adenomen entstanden waren.

Kolorektale Karzinome

Die Detektionsrate von Karzinomen zeigt eine Abhängigkeit von der Häufigkeit entdeckter Polypen und Adenome, insbesondere großer oder high risk Adenome (s. Tab. 8). Alle in diesen Studien entdeckten Karzinome wiesen ein nodal negatives Tumorstadium auf. In der Untersuchung von Pariente et al. (72) wurden die diagnostizierten Malignome (n=6) zu 50% als Stadium I und zu 50% als Stadium II klassifiziert. Von den 12 Karzinompatienten aus dem Kollektiv von Pezzoli et al. (73) fanden sich 8 Karzinome im Stadium I und 4 im Stadium II. Die 7 Karzinome aus der Gruppe von Armelao et al. (3) wiesen alle ein Stadium I auf. Dies unterstreicht letztlich den Wert der Früherkennungskoloskopie bei Risikopatienten für ein kolorektales Karzinom, da sich neben der Entdeckung von Karzinomvorstufen, mit der Möglichkeit der gleichzeitigen Entfernung, bereits invasive Malignome in einem frühen, kurativ resektablen Stadium befinden.

In unserem untersuchten Kollektiv wurden keine Karzinome diagnostiziert. Polypen und Adenom fanden sich in 13,7% bzw. 11,2%. Bei 121 der koloskopierten Personen (75%) konnte kein Tumornachweis geführt werden.

6.5 Ausblick

Die Ausarbeitung und Weiterentwicklung einheitlicher, zielgerichteter, auf Risikogruppen ausgerichteter Maßnahmen durch Hausärzte und medienwirksame Organisationen kann zur Akzeptanzsteigerung von Vorsorgeprogrammen beitragen. Dabei ist neben der Aufklärung der betroffenen Risikopatienten über die Notwendigkeit und Effizienz auch die Information zu Risiken, insbesondere bei invasiver Diagnostik, wie der Koloskopie, notwendig (3, 13, 15, 19, 22, 23, 57, 63, 73, 80, 83, 89). Organisierte Screeningprogramme tragen dazu bei, die Risikogruppen gezielt zu erreichen.

Eine Fortführung der Aktion ist zukünftig in Form eines routinemäßigen jährlichen Anschreibens an alle an Darmkrebs Neuerkrankten des Vorjahres vorgesehen. Weitere klinische Krebsregister in Mittel- und Oberfranken planen, die Aktion in ihr Einzugsgebiet zu übernehmen. Ein Pilotprojekt zur Erfassung der Gründe, warum Betroffene den Rückantwortbogen nicht ausgefüllt haben, ist in Bearbeitung. Mit Selbsthilfegruppen soll besprochen werden, ob in diesen Fällen ein Erinnerungsschreiben angemessen sei. Langfristig sollte die Information der Patienten und ihrer Angehörigen bezüglich ihres familiären Darmkrebsrisikos in die klinische Routine, z.B. im Rahmen des Entlassungsgesprächs, integriert werden.

7. Literaturverzeichnis

1. Ahsan H., Neugut A., Garbowski G.C., Jacobson J.S., Forde K.A., Treat M.R., Waye J.D.; (1998); Family History of Colorectal Adenomatous Polyps and Increased Risk for Colorectal Cancer; Annals of Internal Medicine; 128: 900-905

2. Akhtar S., Sinha S., McKenzie S., Sagar P.M., Finan P.J., Burke D.; (2008); Awareness of risk factors amongst first degree relative patients with colorectal cancer; Colorectal Disease; 10(9): 887-890

3. Armelao F., Orlandi P.G., Tasini E., Franceschini G., Franch R., Paternolli C., de Pretis G.; (2010); High uptake of colonoscopy in first-degree relatives of patients with colorectal cancer in a healthcare region: a population-based, prospective study; Endoscopy; 42:15-21

4. Baglietto L., Jenkins M.A., Severi G., Giles G.G., Bishop D.T., Boyle P., Hopper J.L.; (2006); Measures of familial aggregation depend on definition of family history: meta-analysis for colorectal cancer; Journal of Clinical Epidemiology; 59: 114-124

5. Baretton G.B.; (2010); Der serratierte Karzinogeneseweg im Kolorektum; Der Pathologe; 31(1): 9-15

6. Bauer V.P., Papaconstantinou H.T.; (2008); Management of serrated adenomas and hyperplastic polyps; Clinic for Colon and Rectal Surgery; 21(4): 273-279

7. Bazzoli F., Fossi S., Sottili S., Pozzato P., Zagari RM., Morelli MC., Taroni F., Roda E.; (1995); The risk of adenomatous polyps in asymptomatic first-degree relatives of persons with colon cancer; Gastroenterology; 109(3): 783-788

8. Bevölkerungsbezogenes Krebsregister Bayern, Registerstelle (Hrsg.), (2009); Jahresbericht des Bevölkerungsbezogenen Krebsregisters Bayern. Krebs in Bayern im Jahr 2005. Erlangen

9. Bleiker E.M.A., Menko F.H., Taal B.G., Kluut I., Wever L.D.V., Gerritsma M.A., Vasen H.F.A., Aaronson N.K.; (2005); Screening Behavior of Individuals at High Risk for Colorectal Cancer; Gastroenterology; 128: 280-287

10. Brenner H., Arndt V., Stürmer T., Stegmaier C., Ziegler H., Dhom G.; (2001); Long-lasting reduction of risk of colorectal cancer following screening endoscopy; British Journal of Cancer; 85(7): 972-976

11. Brenner H., Arndt V., Stürmer T.; (2002); Cost-effectiveness of Colonoscopy in Screening for Colorectal Cancer; Archives of International Medicine; 162(19): 2249

12. Brenner H., Arndt V., Stürmer T., Stegmaier C., Ziegler H., Dhom G.; (2002); Präventionspotenzial endoskopischer Vorsorgeuntersuchungen für kolorektale Karzinome; Deutsches Ärzteblatt; 99: A 2186-2192. [Heft 33]

13. Brenner H., Hoffmeister M., Stegmaier C., Brenner G., Altenhofen L., Haug U.; (2007); Risk of progression of advanced adenomas to colorectal cancer by age and sex: estimates based on 840 149 screening colonoscopies; Gut; 56: 1585-1589

14. Brenner H., Hoffmeister M., Haug U.; (2008); Family History and Age at the Initiation of Colorectal Cancer Screening. The American Journal of Gastroenterology; 103: 2326-2331

15. Brenner H., Hoffmeister M., Brenner G., Altenhofen L., Haug U.; (2009); Expected reduction of colorectal cancer incidence within 8 years after introduction of the German screening colonoscopy programme: Estimates based on 1,875,708 screening colonoscopies; European Journal of Cancer; 45(11): 2027-2033

16. Brosnan C.A.; (2007); Review: colorectal cancer screening with the faecal occult blood test reduced colorectal cancer mortality; Evidence Based Nursing; 10: 112

17. Bujanda L., Saraqueta C., Zubiaurre L., Cosme A., Munoz C., Sànchez A., Martin C., Tito L., Pinol V., Castells A., Llor X., Xicola R.M., Pons E., Clofent J., de Castro M.L., Cuquerella J., Medina E., Gutierrez A., Arenas J. J., Jover R.; (2007); Low adherence to colonoscopy in the screening of first-degree relatives of patients with colorectal cancer; Gut; 56: 1714-1718

18. Butterworth A.S., Higgins J.P.T., Pharoah P.; (2006); Relative and absolute risk of colorectal cancer for individuals with a family history: A meta-analysis; European Journal of Cancer; 42: 216-227

19. Cai S.-R., Zhang S.-Z., Zhu H.-H., Zheng S.; (2009); Barriers to colorectal cancer screening: A case-control study; World Journal of Gastroenterology; 15(20): 2531-2536

20. Clavel-Chapelon F., Joseph R., Goulard H.; (1999); Surveillance Behavior of Women with a Reported Family History of Colorectal Cancer; Preventive Medicine; 28: 174-178

21. Colella C., Rossi G.B., de Bellis M., Di Maio A., Marone P., Mellucci M.T., Curcio W., Cavallo G., Petrulio F., Tempesta A.M.; (2006); Awareness of risk factors and knowledge of the efficacy of screening tests for colorectal cancer among healthy relatives of inpatients in a Cancer Hospital; Digestive and Liver Disease; 38: S 109

22. Colombo L., Corti G., Magri F., Marocchi A., Brambilla P., Crespi C., Manieri L., Ghezzi S., Giannone D., Merlino L., Mocarelli P.; (1997); Results of a pilot study of endoscopic screening of first degree relatives of colorectal cancer patients in Italy; Journal of Epidemiology and Community Health; 51: 453-458

23. Cottet V., Pariente A., Nalet B., Lafon J., Milan C., Olschwang S., Bonaiti-Pellié C., Faivre J., Bonithon-Kopp C., ANGH Group; (2007); Colonoscopic screening of first-degree relatives of patients with large adenomas: increased risk of colorectal tumors; Gastroenterology; 133(4): 1086-1092

24. DeJong A.E., Vasen H.F.A.; (2006); The frequency of a positive family history for colorectal cancer: a population-based study in the Netherlands; The Netherlands Journal of Medicine; 64: 367-370

25. Dove-Edwin I., Sasieni P., Adams J., Thomas H.J.W.; (2005); Prevention of colorectal cancer by colonoscopic surveillance in individuals with a family history of colorectal cancer: 16 year, prospective, follow-up study; British Medical Journal; 331: 1047-1049

26. Dowling D. J., St John D. J. B., Macrae F. A., Hopper J.L.; (2000); Irritable bowel syndrome, colitis and colorectal cancer: yield from colonoscopic screening in people with a strong family history of common colorectal cancer; Journal of Gastroenterology and Hepatology; 15: 939-944

27. Eddy D.M., Nugent F.W., Eddy J.F., Gilbertsen V., Gottlieb L.S., Rice R., Sherlock P., Winawer S.; (1987); Screening for colorectal cancer in a high-risk population. Results of a mathematical model; Gastroenterology; 92: 682-692

28. Fletcher R.H., Lobb R., Bauer M.R., Kemp J.A., Palmer R.C., Kleinman K.P., Miroshnik I., Emmons K.M.; (2007); Screening Patients with a Family History of Colorectal Cancer; Journal of General Internal Medicine; 22: 508-513

29. Geschäftsstelle des Tumorzentrums der Universität Erlangen-Nürnberg (Hrsg.); (2009); Qualitätsbericht 2009. Krebs in Mittelfranken 1998-2007. Erlangen

30. Glanz K., Grove J., Le Marchand L., Gotay C.; (1999); Underreporting of Family History of Colon Cancer: Correlates and Implications; Cancer Epidemiology; Biomarkers & Prevention; 8: 635-639

31. Glanz K., Steffen A.D., Taglialatela L.A.; (2007); Effects of Colon Cancer Risk Counseling for First-Degree Relatives; Cancer Epidemiology Biomarkers and Prevention; 16(7): 1485-1491

32. Gospodarowicz M.K., O'Sullivan B., Sobin L.H.; UICC: Prognostic Factors in Cancer; Third Edition; Wiley-Liss; New York; 2006; 133-135

33. Guillem J.G., Forde K.A., Treat M.R., Neugut A.I., O'Toole K.M., Diamond B.E.; (1992); Colonoscopic Screening for Neoplasms in Asymptomatic First-Degree Relatives of Colon Cancer Patients: A Controlled, Prospective Study; Diseases of the Colon & Rectum; 35: 523-529

34. Harris M.A., Treloar C.J., Byles J.E.; (1998); Colorectal cancer screening: discussions with first degree relatives; Australian and New Zealand Journal of Public Health; 22(7): 826-828

35. Hauser H.; (2004); Das Kolorektale Karzinom – Teil 1: Epidemiologie, Präkanzerosen, Primäre- und Sekundärprävention; Journal für Gastroenterologische und Hepatologische Erkrankungen; 2(4): 6-11

36. Hermanek P.; (1987); Dysplasie in the gastorintestinal tract: Definition and significance; Surgical Endoscopy; 1: 5-10

37. Hermanek P.; (1987); Kolorektales Karzinom. Gibt es gesicherte Präkanzerosen?; Erg Gastroenterol Verh; 23: 42-44

38. Hermanek jr. P., Wiebelt H., Riedl St., Staimmer D., Hermanek P. und die Studiengruppe Kolorektales Karzinom; (1994); Langzeitergebnisse der chirurgischen Therapie des Colonkarzinoms; Der Chirurg; 65: 387-397

39. Hohenberger W., Reingruber B., Merkel S.; (2003); Surgery for colon cancer; Scandinavian Journal of Surgery; 92: 45-52

40. Hohenberger W., Merkel S., Weber K.; (2007); Lymphadenektomie bei Tumoren des unteren Gastrointestinaltraktes; Der Chirurg; 78: 217-225

41. Hohenberger W., Weber K., Matzel K., Papadopoulos T., Merkel S.; (2009); Standardized surgery of colonic cancer: complete mesocolic excision and central ligation – technical notes and outcome; Colorectal Disease: 11(4): 354-364

42. Hüppe D., Hartmann H., Felten G., Kemen M., Tannapfel A., Gillessn A., Katalinic A.; (2008); Die Vorsorgekoloskopie rettet Leben – Ergebnisse der Herder Vorsorgedatei; Zeitschift für Gastroenterologie; 46(2): 193-200

43. Katalinic A., Raspe H., Waldmann A.; (2009); Positive family history of colorectal cancer: use of a questionnaire; Zeitschrift für Gastroenterologie; 47(11): 1125-1131

44. Keku T.O, Millikan R.C., Martin Ch. Rahkra-Burris T.K., Sandler R.S.; (2003); Family History of Colon Cancer: What Does It Mean and How Is It Useful?; American Journal of Preventive Medicine; 24(2): 170-176

45. Kinney A.Y., Choi Y.A., DeVellis B., Kobetz E., Millikan R.C., Sandler R.S.; (2000); Interest in Genetic Testing Among First-Degree Relatives of Colorectal Cancer Patients; American Journal of Preventive Medicine; 18(3): 249-252

46. Klimpfinger M., Hauser H., Hermanek P.; (1992); Pathologie kolorektaler Präkanzerosen; Chirurgische Gastroenterologie; 8: 16-19

47. Ladabaum U.; (2007); When even people at high risk do not take up colorectal cancer screening; Gut; 56: 1648-1650

48. Leggatt V., Mackay J., Yates J.R.W.; (1999); Evalutation of questionnaire on cancer family history in identifying patients at increased genetic risk in general practice; British Medical Journal; 319: 757-758

49. Levin B., Lieberman D.A., McFarland B., Smith R.A., Brooks D., Andrews K.S., Dash C., Giardiello F.M., Glick S., Levin T.R., Pickhardt P., Rex D.K., Thorson A., Winawe S.J.; (2008); Screening and surveillance for the early detection of colorectal cancer and adenomatous polyps, 2008: a joint guideline from the American Cancer Society, the US Mulit-Society Task Force on Colorectal Cancer and the American College of Radiology; Cancer Journal for Clinicians; 58: 130-160

50. Li D., Jin C., McCulloch C., Kakar S., Berger B.M., Imperiale T.F., Terdiman J.P.; (2009); Association of large serrated polyps with synchronous advanced colorectal neoplasia; American Journal of Gastroenterology; 104(3): 695-702

51. Lieberman D.A.; Prindiville S.; Weiss D.G., Willett W., VA Cooperative Study Group 380; (2003); Risk factors for advanced colonic neoplasia and hyperplastic polyps in asymptomatic individuals; JAMA; 290(22): 2959-2967

52. Liljegren A., Lindblom A., Rotstein S., Nilsson B., Rubio C., Jaramillo E.; (2003); Prevalence and incidence of hyperplastic polyps and adenomas in familial colorectal cancer: correlation between the two types of colon polyps; Gut; 52(8): 1140-1147

53. López-Köstner F., Fullerton D.A., Kronberg U., Soto G., Zúniga A., Argandona J., Miranda V., Pinto E.; (2006); Screening colonoscopy among first degree relatives of patients with colorectal carcinoma; Revista médica de Chile; 134(8): 997-1001

54. Maar C.; (2008); Darmkrebs: Betroffene helfen Angehörigen; Der Gastroenterologe; 3(4): 358-359

55. Maar C.; (2008); Increasing Public Acceptance for CRC Screening through Public Relation Campaigns and Networking; Zeitschrift für Gastroenterologie; 46: S35-S37

56. Maciosek M.V., Solberg L., Coffield A.B.; Edwards N., Goodman M.; (2006); Colorectal cancer screening , Health impact and cost-effectiveness; American Journal of Preventive Medicine; 31: 80-89

57. Mack L.A, Cook L.S., Temple W. J., Carlson L.E., Hilsden R. J., Paolucci E. O.; (2009); Colorectal Cancer Screening Among First-Degree Relatives of Colorectal Cancer Patients: Benefits and Barriers; Annals of Surgical Oncology; 16: 2092-2100

58. Madlensky L., Esplen M.J., Gallinger S., McLaughlin J.R., Goel V.; (2003); Relatives of Colorectal Cancer Patients - Factors Associated with Screening Behavior; American Journal of Preventive Medicine; 25(3): 187-194

59. Mandel J.S., Bond J.H., Church T.R., Snover D.C., Bradley G.M., Schuman L.M., Ederer F.; (1993); Reducing mortality from colorectal cancer by screening for fecal occult blood; The New England Journal of Medicine; 328: 1365-1371

60. Mandel J.S., Church T.R., Bond J.H., Ederer F., Geisser M.S., Mongin S.J., Snover D.C., Schuman L.M.; (2000); The effect of fecal occult blood screening on the incidence of colorectal cancer; The New England Journal of Medicine; 343(22): 1603-1607

61. Manne S., Markowitz A., Winawer S., Guillem J., Meropol N.J., Haller D., Jandorf L., Rakowski W.; (2003); Understanding Intention to Undergo Colonoscopy among Intermediate-Risk Siblings of Colorectal Cancer Patients: A Test of a Mediational Model; Preventive Medicine; 36: 71-84

62. McCaffery K., Wardle J., Waller J.; (2003); Knowledge, attitudes, and behavioral intentions in relation to the early detection of colorectal cancer in the United Kingdom; Preventive Medicine; 36: 525-535

63. Meng W., Bi X-W., Bai X-Y., Pan H-F., Cai S-R., Zhao Q., Zhang S.-Z.; (2009); Barrier-focused intervention to increase colonoscopy attendance among nonadherent high-risk populations; World Journal of Gastroenterology; 15(31): 3920-3925

64. Menges M., Fischinger J., Gärtner B., Georg Th., Woerdehoff D., Maier M., Harloff M., Stegmaier Ch., Raedle J., Zeitz M.; (2006); Screening colonoscopy in 40- to 50-year-old first-degree relatives of patients with colorectal cancer is efficient: a controlled multicentre study; International Journal of Colorectal Disease; 21: 301-307

65. Merkel S., Weber K., Perrakis A., Göhl J., Hohenberger W.; (2010); Tumoren des unteren Gastrointestinaltrakts – Indikation und Ausmaß der Lymphknotendissektion; Der Chirurg; 81: 117-126

66. Murff H.J., Peterson N.B., Greevy R.A., Shrubsole M.J., Zheng W.; (2007); Early Initiation of Colorectal Cancer Screening in Individuals with Affected First-degree Relatives; Journal of General Internal Medicine; 22: 121-126

67. Murff H.J., Peterson N.B., Fowke J.H., Hargreaves M., Sigmorello L.B., Dittus R.S., Zheng W., Blot W.J.; (2008); Colonoscopy Screening in African Americans and Whites with Affected First-Degree Relatives; Archives of Internal Medicine; 168(6): 625-631

68. Muto T., Bussey M.J., Morson B.C.; (1975); The evolution of cancer of the colon and rectum; Cancer; 36: 2251-2270

69. Negri E., Braga C., La Vecchia C., Franceschi S., Filiberti R., Montella M., Falcini F., Conti E., Talamini R.; (1998); Family history of cancer and risk of colorectal cancer in Italy; British Journal of Cancer; 77(1): 174-179

70. Niv Y., Dickman R., Figer A., Abuksis G., Fraser G.; (2003); Case-control study of screening colonoscopy in relatives of patients with colorectal cancer; The American Journal of Gastroenterology; 98: 486-489

71. Noffsinger A.E.; (2009); Serrated polyps and colorectal cancer: new pathway to malignancy; Annual Review of Pathology; 4: 343-364

72. Pariente A., Milan C., Lafon J., Faivre J.; (1998); Colonoscopic Screening in First-Degree Relatives of Patients With `Sporadic' Colorectal Cancer: A Case-Control Study; Gastroenterology; 115: 7-12

73. Pezzoli A., Matarese V., Rubini M., Simoni M., Caravelli G.C., Stockbrugger R., Cifalà V., Boccia S., Feo C., Simone L., Trevisani L., Liboni A., Gullini S.; (2007); Colorectal cancer screening: Results of a 5-year program in asymptomatic subjects at increased risk; Digestive and Liver Disease; 39: 33-39

74. Pox C., Schmiegel W.; (2008); Colorectal Screening in Germany; Zeitschrift für Gastroenterologie; 46: S31-S32

75. Rawl S.M., Menon U., Champion V.L., Foster J.L., Skinner C.S.; (2000); Colorectal Cancer Screening Beliefs – Focus Groups with First-Degree Relatives; Cancer Practice; 8(1): 32-37

76. Rees G., Martin P.R., Macrae F.A.; (2008); Screening participation in individuals with a family history of colorectal cancer: a review; European Journal of Cancer Care; 17: 221-232

77. Regula J., Rupinski M., Kraszewska E., Polkowski M., Pachlewski J., Orlowska J., Nowacki M.P., Butruk E.; (2006); Colonoscopy in Colorectal-Cancer Screening for Detection of Advanced Neoplasia; The New England Journal of Medicine; 355: 1863-1872

78. Richardson J.L., Danley K., Mondrus G.T., Deapen D., Mack T.; (1995); Adherence to screening examinations for colorectal cancer after diagnosis in a first-degree relative; Preventive Medicine; 24: 166-170

79. Robert Koch-Institut und die Gesellschaft der epidemiologischen Krebsregister in Deutschland e.V. (Hrsg.); (2008); Krebs in Deutschland 2003-2004. Häufigkeiten und Trends. 6. überarbeitete Ausgabe. Berlin

80. Röckl-Wiedmann I., Meyer N., Fischer R., Laubereau B., Weitkunat R., Uberla K.; (2002); The use of medical services and the utilization rate in screening programs in relation to social class: results of a representative survey in Bavaria; Journal of the Swiss Society of Social and Preventive Medicine; 47(5): 307-317

81. Rogge J.D., Elmore M.F., Mahoney S.F., Brown E.D., Troiano F.P., Wagner D.R., Black D.J., Pound D.C.; (1994); Low cost, office based, screening colonoscopy ; American Journal of Gastroenterology; 89: 1775-1780

82. Rubin D.T., Gandhi R.K., Hetzel J.T., Kinnear S.H., Aronsohn A., Wood G., Yadron N.; (2009); Do Colorectal Cancer Patients Understand That Their Family Is at Risk?; Digestive Diseases and Sciences; 54: 2473-2483

83. Ruthotto F., Papendorf F., Wegener G., Unger G., Dlugosch B., Korangy F., Manns M.P., Greten T.F.; (2007); Participation in screening colonoscopy in first-degree relatives from patients with colorectal cancer; Annals of Oncology; 18: 1518-1522

84. Sarfaty M., Wender R.; (2007); How to Increase Colorectal Cancer Screening Rates in Practice; CA A Cancer Journal for Clinicans; 57: 354-366

85. Scheffer S., Dauven S., Sieverding M.; (2006); Soziodemografische Unterschiede in der Teilnahme an Krebsfrüherkennungsuntersuchungen (KFU) in Deutschland - Eine Übersicht; Gesundheitswesen; 68: 139-146

86. Schmiegel W., Adler G., Fölsch U., Layer P., Pox Ch., Sauerbruch T.; (2000); Prävention und Früherkennung in der asymptomatischen Bevölkerung – Vorsorge bei Risikogruppen; Deutsches Ärzteblatt; 97: A 2234-2240 [Heft 34-35]

87. Schmiegel W., Pox C., Adler G., Fleig W., Fölsch U.R., Frühmorgen P., Graeven U., Hohenberger W., Holstege A., Junginger T., Kühlbacher T., Porschen R., Propping P., Riemann J.F., Sauer R., Sauerbruch T., Schmoll H.-J., Zeitz M., Selbmann H.-K.; (2004); S3-Leitlinienkonferenz „Kolorektales Karzinom" 2004; Zeitschrift für Gastroenterologie; 42: 1129-1177

88. Schmiegel W., Pox C., Reinacher-Schick A., Adler G., Fleig W., Fölsch U.R., Frühmorgen P., Graeven U., Hohenberger W., Holstege A., Junginger T., Kopp I., T. Kühlbacher T., Porschen R., Propping P.,. Riemann J.-F.,Rödel C., Sauer R., Sauerbruch T., Schmitt W., Schmoll H.-J., Zeitz M., Selbmann H.K.; (2008); S3-Leitlinie „Kolorektales Karzinom"- Ergebnisse evidenzbasierter Konsensuskonferenzen am 6./7. Februar 2004 und am 8./9. Juli 2007 (für die Themenkomplexe IV, VI und VII; Zeitschrift für Gastroenterologie; 46: 1-73

89. Schoppmeyer K., Spieker H., Mössner J.; (2009); Vorsorgemuffel oder Screeningversager? Vorsorgeverhalten von Patienten mit kolorektalem Karzinom in der Region Leipzig; Deutsches Ärzteblatt; 106(12): 195-201

90. Shvartzman P., Rivkind E., Neville A., Friger M., Sperber A.D.; (2000); Screening Intention and Practice among First-Degree Relatives of Colorectal Cancer Patients in Southern Israel; Israel Medical Association Journal; 2: 675-678

91. Sieg A., Brenner H.; (2007); Cost-saving Analysis of Screening Colonoscopy in Germany; Zeitschrift für Gastroenterologie; 45: 945-51

92. Sieg A.; (2009); Kolorektales Karzinom - Perspektiven des Screenings: Koloskopie vs. Stuhlmarker vs. Schnittbildverfahren; Journal für Gastroenterologische und Hepatologische Erkrankungen; 7 (1): 7-9

93. Sieverding M.; (2005); Präventives Verhalten im Geschlechtervergleich; Forum Deutsche Krebsgesellschaft; 5: 50-52

94. Sieverding M., Matterne U., Ciccarello L.; (2008); Gender Differences in FOBT Use: Evidence from a Large German Survey; Zeitschrift für Gastroenterologie; 46: S47-S51

95. Slattery M.L., Levin T.R., Ma K., Goldgar D., Holubkov R., Edwards S.; (2003); Family history and colorectal cancer: predictors of risk; Cancer Causes and Control; 14: 879-887

96. Sobin L.H.; Wittekind Ch.; UICC: TNM Classification of malignant tumors; Sixth Edition; Wiley-Liss; New York; 2002

97. Sondergaard J.O., Bülow S., Lynge E.; (1991); Cancer Incidence Among Parents Of Patients With Colorectal Cancer; International Journal of Cancer; 47: 202-206

98. Stefansson T., Moller P.H., Sigurdsson F., Steingrimsson E., Eldon B.J.; (2006); Familial risk of colon and rectal cancer in Iceland: Evidence for different etiologic factors?; International Journal of Cancer; 119: 304-308

99. St.John D.J.B., McDermott F.T., Hopper J.L., Debney E.A., Johnson W.R., Sir Hughes E.S.R.; (1993); Cancer Risk in Relatives of Patients with Common Colorectal Cancer; Annals of Internal Medicine; 118: 785-790

100. Thrasher J.F., Cummings M., Michalek A.M., Mahoney M.C., Moysich K.B., Pillittere D.M.; (2002); Colorectal cancer screening among individuals with and without a family history; Journal of Public Health Management and Practice; 8: 1-9

101. Vakiani E.; Yantiss R.K.; (2009); Pathologic features and biologic importance of colorectal serrated polyps; Advances in Anatomic Pathology; 16(2): 79-91

102. Vasen H.F Möslein G, Alonso A, Aretz S, Bernstein I, Bertario L, Blanco I, Bulow S, Burn J, Capella G, Colas C, Engel C, Frayling I, Rahner N, Hes FJ, Hodgson S, Mecklin JP, Møller P, Myrhøj T, Nagengast FM, Parc Y, Ponz de Leon M, Renkonen-Sinisalo L, Sampson JR, Stormorken A, Tejpar S, Thomas HJ, Wijnen J, Lubinski J, Järvinen H, Claes E, Heinimann K, Karagiannis JA, Lindblom A, Dove-Edwin I, Müller H.; (2009); Recommendations to improve identification of hereditary and familial colorectal cancer in Europe.; Familial Cancer; Sept 18; Epub

103. Waldmann A., Raspe H., Katalinic A.; (2009); Colon cancer risk in persons at familial or hereditary risk aged < 50 years; Zeitschrift für Gastroenterologie; 47(10): 1052-1058

104. Winawer S., Zauber A.G., O'Brien M.J., Ho M.N., Gottlieb L., Sternberg S.S., Waye J.D., Bond J., Schapiro M., Stewart E.T., Panish J., Ackroyd F., Kurtz R.C., Shike M.; (1993); Randmized Comparison of Surveillance Intervals after Colonoscopic Removal of Newly Diagnosed Adenomatous Polyps; The New England Journal of Medicine; 328(13): 901-906

105. Winawer S.J., M.D., Zauber A.G., Gerdes H., O'Brien M.J., Gottlieb L.S., Sternberg S.S., Bond J.H., Waye J.D., Schapiro M., Panish J.F., Kurtz R.C., Shike M., Ackroyd F.W., Stewart E.T., Skolnick M., Bishop T. for The National Polyp Study Workgroup; (1996); Risk of colorectal cancer in the families of patients with adenomatous polyps; The New England Journal of Medicine; 334: 82-87

106. Winawer S., Fletcher R., Rex D., Bond J., Burt R., Ferrucci J., Ganiats T., Levin T., Woolf S., Johnson D., Kirk L., Litin S., Simmang C.; (2003); Colorectal Cancer Screening and Surveillance: Clinical Guidelines and Rationale – Update Based on New Evidence; Gastroenterology; 124: 544-560

107. Yardley C., Glover C., Allen-Mersh TG.; (2000); Demographic factors associated with knowledge of colorectal cancer symptoms in a UK population-based survey; Annals of the Royal College of Surgeons of England; 82: 205-209

108. Zentralinstitut für die kassenärztliche Versorgung in der Bundesrepublik Deutschland (Hrsg.), 5. Jahresbericht zur Früherkennungskoloskopie (2007), Berlin, 2009

8. Anhang

Anhang A: Anschreiben an die Hausärzte

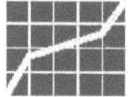

**TUMORZENTRUM
DER UNIVERSITÄT ERLANGEN-NÜRNBERG**
Carl-Thiersch-Str. 7, 91052 Erlangen

Erlangen, den 05.02.2008

Tumorzentrum, Carl-Thiersch-Str. 7, 91052 Erlangen

An
alle Kolleginnen und Kollegen
in Mittelfranken und
Landkreis Forchheim

Vorstand:
Prof. Dr. med. M. W. Beckmann (Vorsitzender)
Frauenklinik des Universitätsklinikums

Prof. Dr. med. H. Iro (stellv. Vorsitzender)
Hals-Nasen-Ohren-Klinik des Universitätsklinikums

Prof. Dr. med. R. Sauer
Strahlenklinik des Universitätsklinikums

Prof. Dr. med. P.H. Wünsch
Institut für Pathologie, Klinikum Nürnberg

Dr. med. J. Schenk
Gastroenterologische Schwerpunktpraxis, Erlangen

Geschäftsstelle:
Dr. med. Sabrina Petsch
Tel.   09131/85-39290
Fax   09131/85-34001
tumorzentrum@luz.imed.uni-erlangen.de
www.tumorzentrum.uk-erlangen.de

„Betroffene helfen Angehörigen" - Eine Aktion
der Projektgruppe 'Kolorektale Karzinome' des Tumorzentrums Erlangen-Nürnberg

Sehr geehrte Kolleginnen und Kollegen,

wir möchten Sie über unsere Aktion **„Betroffene helfen Angehörigen"** informieren und Sie um Ihre Mithilfe und Unterstützung bitten:

Erstgradige Angehörige von Patienten mit Darmkrebs haben ein bis zu 4-fach erhöhtes Risiko, selbst an einem Kolorektalen Karzinom zu erkranken. Wir starten daher eine Initiative, die versucht, diese Risikopopulation gezielt zu erreichen: wir werden unsere an einem kolorektalen Karzinom erkrankten Patientinnen und Patienten der letzten Jahre anschreiben und sie bitten, ihre Angehörigen über dieses Risiko zu informieren und diejenigen im Risikoalter zu einer Vorsorgekoloskopie zu motivieren.

Das Risikoalter definiert sich wie folgt:
- Jeder Angehörige, der das 55. Lebensjahr vollendet hat (gesetzl. Früherkennung)
- bzw. wenn er/sie ein Lebensalter erreicht hat, welches 10 Jahre vor dem Erkrankungsalter des betroffenen Angehörigen liegt

Das Ergebnis dieser Untersuchung soll auf einem kurzen standardisierten Erhebungsbogen an uns zurückgemeldet werden, um Teilnahmerate und Ergebnis dieser Aktion zu evaluieren.

Bitte helfen Sie uns, die Patientinnen/Patienten und ihre Angehörigen zu motivieren, an dieser Aktion teilzunehmen, so dass wir hoffentlich die Zahl der Vorsorgekoloskopien in unserer Region erhöhen können. Falls Sie selbst endoskopieren, bitten wir Sie, den kurzen Dokumentationsbogen an uns zurückschicken. Weitere Informationen und Dokumentationsbogen (falls diese nicht zur Untersuchung mitgebracht werden) erhalten Sie natürlich jederzeit von Frau Dr. Petsch, Geschäftsstelle des Tumorzentrums: *09131-85-39290 oder www.tumorzentrum.uk-erlangen.de*

Mit besten kollegialen Grüßen und herzlichem Dank
im Namen der Projektgruppe 'Kolorektale Karzinome' des Tumorzentrums

Prof. Dr. med. W. Hohenberger
Sprecher der Projektgruppe

PD Dr. med. B. Eibl-Eibesfeldt

Anhang B 1: Anschreiben an die Patienten

Tumorzentrum der Universität Erlangen-Nürnberg

Aktion des Tumorzentrums der Universität Erlangen-Nürnberg
„Darmkrebs: Betroffene helfen Angehörigen"

Sehr geehrte Patientin, sehr geehrter Patient,

Sie sind in den zurückliegenden Jahren wegen Darmkrebs behandelt worden. Wir hoffen, es geht Ihnen gut.

Mit diesem Brief möchten wir Sie bitten, sich an der Aktion des Tumorzentrums der Universität Erlangen-Nürnberg zu beteiligen, die Ihren nächsten Angehörigen helfen will.

Darmkrebs gehört in unserem Lande zu den häufigsten bösartigen Tumoren. Bei frühzeitiger Erkennung oder Entfernung von gutartigen Vorstufen hat er jedoch eine der besten Heilungschancen. Erstgradig Verwandte von Darmkrebspatienten (Eltern, Geschwister und Kinder) haben ein bis zu vierfach höheres Risiko als die Normalbevölkerung, ebenfalls an Darmkrebs zu erkranken.

Deshalb hat das Tumorzentrum der Universität Erlangen-Nürnberg die Aktion „Betroffene helfen Angehörigen" gestartet. Wir wollen Angehörige dazu anregen, aus den genannten Gründen eine Darmspiegelung zur Vorsorge durchführen zu lassen. Das Tumorzentrum ist mit gesetzlichem Auftrag des Bayerischen Krebsregistergesetzes auch im Sinne des Datenschutzes unmittelbar für die Bevölkerung Mittelfrankens zuständig.

Helfen Sie Ihren Angehörigen! Machen Sie mit!
Motivieren Sie Ihre Verwandten, eine Vorsorgedarmspiegelung durchführen zu lassen.

In welchem Alter sollte diese Untersuchung erfolgen?
Wir empfehlen Ihren Angehörigen diese Darmspiegelung, sobald diese ein Alter erreicht haben, das 10 Jahre vor Ihrem Erkrankungsalter liegt, spätestens aber erstmalig mit 55 Jahren. Dieser Zeitpunkt hat zum Hintergrund, dass meistens 10 Jahre vergehen vom Auftreten gutartiger Vorstufen (meist Polypen) bis zur tatsächlichen Entwicklung einer Krebserkrankung. Die Wahrscheinlichkeit, an Darmkrebs zu erkranken, steigt grundsätzlich ab dem 55. Lebensjahr steil an.

Warum sollte eine Vorsorgedarmspiegelung erfolgen?
Dickdarmkrebs entsteht ganz überwiegend aus gutartigen Vorstufen (Adenome), welche meist als Polypen zu erfassen sind. Diese kann man während der Dickdarmspiegelung entfernen und dadurch verhindern, dass diese Gebilde zu Krebs entarten.

Zudem ist auch bekannt, dass durch regelmäßige Dickdarmspiegelungen (Koloskopien) Krebs in einem viel früheren Stadium mit entsprechend hoher Heilungschance entdeckt werden kann. Blutuntersuchungen oder auch die Testung des Stuhls auf verstecktes Blut haben bei weitem nicht diese Genauigkeit.

Was kostet die Vorsorge?
Die Kosten für die Vorsorgeuntersuchungen werden von den Krankenkassen übernommen.

Tumorzentrum der Universität Erlangen-Nürnberg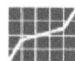

Was muss ich tun?

Sprechen Sie Ihre Verwandten an und geben Sie Ihnen das beiliegende ‚Informationsblatt für Angehörige' und den blauen Dokumentationsbogen ‚Koloskopie bei Risikopatienten' für den Arzt, der die Vorsorgeuntersuchung durchführt. Gerne senden wir Ihnen weitere Informationsblätter und Dokumentationsbogen zu.

Wir bitten Sie herzlich, uns auf dem Rückantwortschreiben mitzuteilen, ob Sie diese Aktion unterstützen – ein frankierter Umschlag liegt bei. Ihre Teilnahme an dieser Aktion ist natürlich freiwillig!

Wenn Sie weitere Fragen haben oder Unterstützung brauchen, wenden Sie sich an Ihren Hausarzt oder an uns:

Dr. med. Sabrina Petsch
Leiterin der Geschäftsstelle des Tumorzentrums
Carl-Thiersch-Str. 7, 91052 Erlangen
Tel. 09131/85-39290
sabrina.petsch@tuz.imed.uni-erlangen.de

Mit freundlichen Grüßen

Prof. Dr. med. Dr. h.c. Werner Hohenberger
Sprecher der Projektgruppe ‚Kolorektale Karzinome'
Direktor der Chirurgischen Klinik, Universitätsklinikum Erlangen

Dr. med. Jürgen Schenk
Vorstandsmitglied des Tumorzentrums
Gastroenterologische Schwerpunktpraxis, Erlangen

PD Dr. med. Bernolf Eibl-Eibesfeldt
Chefarzt der Klinik für Allgemein- und Viszeralchirurgie
Kliniken Dr. Erler gGmbH, Nürnberg

Anlagen: 2 Informationsblätter für Angehörige
2 Dokumentationsbogen ‚Koloskopie bei Risikopatienten'
Rückantwortschreiben mit Freiumschlag

Stand 27.10.2009

 Die Aktion wird vom Verein zur Förderung des Tumorzentrums der Universität Erlangen-Nürnberg e.V. finanziell unterstützt.
Ansprechpartner: Herr Hubert Dormann, Anderlohstr. 25, 91054 Erlangen - www.foerderverein-tumorzentrum.de

Anhang B 2: Rückantwortbogen

Tumorzentrum der Universität Erlangen-Nürnberg

Aktion des Tumorzentrums der Universität Erlangen-Nürnberg
„Darmkrebs: Betroffene helfen Angehörigen"

Rückantwort

☐ **Ja**, ich unterstütze die Aktion und möchte meinen Angehörigen helfen. Meine Teilnahme an dieser Aktion ist freiwillig.

- ☐ Ich habe die Informationsfaltblätter und die blauen Dokumentationsbogen weitergegeben
  - ☐ Ich benötige noch ___ Informationsblätter für Angehörige
    ___ blaue Dokumentationsbogen
- ☐ Meine Angehörigen waren alle bereits vor dieser Aktion informiert
- ☐ Meine Angehörigen haben bereits eine Darmspiegelung durchführen lassen
- ☐ Meine Angehörigen sind zum aktuellen Zeitpunkt noch zu jung für eine Darmspiegelung (Empfehlung: 10 Jahre vor meinem Erkrankungsalter)
- ☐ Ich habe keine erstgradigen Angehörigen

☐ **Nein**, ich möchte diese Aktion nicht unterstützen.
- ☐ Gründe _____
  (freiwillige Angabe)

☐ Nach Abschluss der Aktion möchte ich gerne über die Ergebnisse informiert werden.

Weitere Anmerkungen:
_____
_____

_____   _____
Datum   Unterschrift

Bitte schicken Sie uns Ihre Rückantwort in beiliegendem Freiumschlag zurück.

Wenn Sie Fragen haben, wenden Sie sich an uns:
Dr. med. Sabrina Petsch, Leiterin der Geschäftsstelle des Tumorzentrums
Carl-Thiersch-Str. 7, 91052 Erlangen
Tel. 09131/85-39290

sabrina.petsch@tuz.imed.uni-erlangen.de«RG-Nr. «REG_ART_KEY»-«REG_NR»-«REG_PRUEF_Z» Stand 09.12.2008

Anhang C: Informationsblatt für Angehörige

Tumorzentrum der Universität Erlangen-Nürnberg

Aktion des Tumorzentrums der Universität Erlangen-Nürnberg
„Darmkrebs: Betroffene helfen Angehörigen"

Informationsblatt für Angehörige

Darmkrebs gehört in unserem Lande zu den häufigsten bösartigen Tumoren. Bei frühzeitiger Erkennung oder Entfernung von gutartigen Vorstufen hat er jedoch eine der besten Heilungschancen. Erstgradig Verwandte von Darmkrebspatienten (Eltern, Geschwister und Kinder) haben ein bis zu vierfach höheres Risiko als die Normalbevölkerung, ebenfalls an Darmkrebs zu erkranken.

Deshalb hat das Tumorzentrum der Universität Erlangen-Nürnberg die Aktion „Betroffene helfen Angehörigen" gestartet. Wir wollen Angehörige dazu anregen, aus den genannten Gründen eine Darmspiegelung zur Vorsorge durchführen zu lassen. Das Tumorzentrum ist mit gesetzlichem Auftrag des Bayerischen Krebsregistergesetzes auch im Sinne des Datenschutzes unmittelbar für die Bevölkerung Mittelfrankens zuständig.

In welchem Alter sollte diese Untersuchung erfolgen?
Wir empfehlen Ihnen diese Darmspiegelung, sobald Sie ein Alter erreicht haben, das 10 Jahre vor dem Erkrankungsalter Ihres betroffenen Angehörigen liegt, spätestens aber erstmalig mit 55 Jahren. Dieser Zeitpunkt hat zum Hintergrund, dass meistens 10 Jahre vergehen vom Auftreten gutartiger Vorstufen (meist Polypen) bis zur tatsächlichen Entwicklung einer Krebserkrankung. Die Wahrscheinlichkeit, an Darmkrebs zu erkranken, steigt grundsätzlich ab dem 55. Lebensjahr steil an.

Warum sollte eine Vorsorgedarmspiegelung erfolgen?
Dickdarmkrebs entsteht ganz überwiegend aus gutartigen Vorstufen (Adenome), welche meist als Polypen zu erfassen sind. Diese kann man während der Dickdarmspiegelung entfernen und dadurch verhindern, dass diese Gebilde zu Krebs entarten.

Zudem ist auch bekannt, dass durch regelmäßige Dickdarmspiegelungen (Koloskopien) Krebs in einem viel früheren Stadium mit entsprechend hoher Heilungschance entdeckt werden kann. Blutuntersuchungen oder auch die Testung des Stuhls auf verstecktes Blut haben bei weitem nicht diese Genauigkeit.

Falls Sie eine Vorsorgedarmspiegelung durchführen lassen, übergeben Sie bitte den beiliegenden blauen Dokumentationsbogen der/dem untersuchenden Ärztin/Arzt.

Was kostet die Vorsorge?
Vorsorgeuntersuchungen werden von den Krankenkassen übernommen.

Wenn Sie weitere Fragen haben oder Unterstützung brauchen, wenden Sie sich an Ihren Hausarzt oder an uns:

Dr. med. Sabrina Petsch
Leiterin der Geschäftsstelle des Tumorzentrums
Carl-Thiersch-Str. 7, 91052 Erlangen
Tel. 09131/85-39290
sabrina.petsch@tuz.imed.uni-erlangen.de   RG-Nr.   Stand 02.06.2008

Anhang D: Koloskopiebogen

Tumorzentrum Erlangen-Nürnberg

Darmkrebs: Betroffene helfen Angehörigen
Koloskopie bei Risikopatienten

Angaben zum Patienten

EDV-Patientennummer _____ (Notwendig für Rückfragen)

Geschlecht ☐ Männlich ☐ Weiblich

Alter ☐☐

Familiäre Darmkrebserkrankung ☐ Eltern ☐ Geschwister ☐ Kinder

☐ Patient kommt aufgrund des Aktionsbriefes an seinen Angehörigen

RG-Nr. ☐☐☐-☐☐☐☐-☐ (Bitte aus dem Aktionsbrief an den Angehörigen übertragen)

☐ Patient kommt nicht auf Empfehlung eines angeschriebenen Angehörigen, wurde aber durch die Aktion motiviert

☐ Aktuell ist eine Darmspiegelung nicht notwendig, da bereits im Jahr ☐☐☐☐ durchgeführt (Ergebnis s. unten)

Angaben zur Untersuchung

Stand 28.11.2008

Untersuchungsdatum ☐☐.☐☐.☐☐☐☐

Koloskopie: Zoekum erreicht ☐ Ja ☐ Nein

Diagnose (*histologisch gesichert)

☐ Ohne Befund ☐ Darmpolyp(en) ☐ Adenom*

☐ Rektum-Ca* ☐ Kolon-Ca*

☐ Sonstiges _____ Klartext

Name und Anschrift der Praxis (ggf. Stempel)

Datum, Unterschrift

Rücksendung bitte an:
Tumorzentrum Erlangen-Nürnberg
Geschäftsstelle
Carl-Thiersch-Str. 7
91052 Erlangen

Fax 09131/85-34001

Telefon für Rückfragen:
Dr. med. Sabrina Petsch
09131/85-39290

Anhang E: Poster Aktion „Darmkrebs: Betroffene helfen Angehörigen"

**Tumorzentrum
der Universität Erlangen-Nürnberg**

„Darmkrebs: Betroffene helfen Angehörigen"

Darmkrebs gehört in unserem Lande zu den häufigsten bösartigen Tumoren. Bei frühzeitiger Erkennung oder Entfernung von gutartigen Vorstufen hat er jedoch eine der besten Heilungschancen. Erstgradig Verwandte von Darmkrebspatienten (Eltern, Geschwister und Kinder) haben ein bis zu vierfach höheres Risiko als die Normalbevölkerung, ebenfalls an Darmkrebs zu erkranken.

Deshalb hat das Tumorzentrum der Universität Erlangen-Nürnberg die Aktion „Betroffene helfen Angehörigen" gestartet. Wir wollen Angehörige dazu anregen, aus den genannten Gründen eine Darmspiegelung zur Vorsorge durchführen zu lassen. Das Tumorzentrum ist mit gesetzlichem Auftrag des Bayerischen Krebsregistergesetzes auch im Sinne des Datenschutzes unmittelbar für die Bevölkerung Mittelfrankens zuständig.

In welchem Alter sollte diese Untersuchung erfolgen?
Wir empfehlen Ihren Angehörigen diese Darmspiegelung, sobald diese ein Alter erreicht haben, das 10 Jahre vor Ihrem Erkrankungsalter liegt, spätestens aber erstmalig mit 55 Jahren. Dieser Zeitpunkt hat zum Hintergrund, dass meistens 10 Jahre vergehen vom Auftreten gutartiger Vorstufen (meist Polypen) bis zur tatsächlichen Entwicklung einer Krebserkrankung. Die Wahrscheinlichkeit, an Darmkrebs zu erkranken, steigt grundsätzlich ab dem 55. Lebensjahr steil an.

Warum sollte eine Vorsorgedarmspiegelung erfolgen?
Dickdarmkrebs entsteht ganz überwiegend aus gutartigen Vorstufen (Adenome), welche meist als Polypen zu erfassen sind. Diese kann man während der Dickdarmspiegelung entfernen und dadurch verhindern, dass diese Gebilde zu Krebs entarten.

Was kostet die Vorsorge?
Vorsorgeuntersuchungen werden von den Krankenkassen übernommen.

Helfen Sie Ihren Angehörigen! Machen Sie mit!
Sprechen Sie Ihre Verwandten an und motivieren Sie sie, eine Vorsorgedarmspiegelung durchführen zu lassen.

Wenn Sie Fragen haben oder Informationsmaterial benötigen,
wenden Sie sich an Ihren Hausarzt oder an uns:
Dr. med. Sabrina Petsch
Leiterin der Geschäftsstelle des Tumorzentrums
Carl-Thiersch-Str. 7, 91052 Erlangen
Tel. 09131/85-39290
tumorzentrum@tuz.imed.uni-erlangen.de

Die Aktion wird vom Verein zur Förderung des Tumorzentrums der Universität Erlangen-Nürnberg e.V. finanziell unterstützt.
Ansprechpartner: Herr Hubert Dormann, Anderlohrstr. 25, 91054 Erlangen - www.foerderverein-tumorzentrum.de

9. Anmerkungen

Finanzielle Unterstützung:
Das Projekt wird vom *Verein zur Förderung des Tumorzentrums* unterstützt.

Alle Anschreiben und Formulare sind auf den Internetseiten des Tumorzentrums zu finden oder können in der Geschäftsstelle angefordert werden.
http://www.tumorzentrum.uk-erlangen.de/e1909/e2053/e2940/index_ger.html

10. Danksagung

Herrn Prof. Dr. Hohenberger möchte ich danken für die Möglichkeit der Durchführung meiner Dissertation und die Überlassung des Themas.

Besonders bedanken möchte ich mich bei Frau Prof. Dr. Merkel für die gute Betreuung, Durchsicht und Korrektur der Arbeit und ihre stets freundliche und hilfreiche Unterstützung.

Mein Dank gilt auch den Mitarbeitern und Mitarbeiterinnen des Tumorzentrums Erlangen-Nürnberg, insbesondere Frau Dr. Sabrina Petsch und Herrn Stefan Schick, für ihre Hilfe beim Versenden der Anschreiben und bei der Auswertung der Ergebnisse.

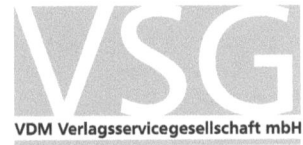

Die VDM Verlagsservicegesellschaft sucht für wissenschaftliche Verlage abgeschlossene und herausragende

Dissertationen, Habilitationen, Diplomarbeiten, Master Theses, Magisterarbeiten usw.

für die kostenlose Publikation als Fachbuch.

Sie verfügen über eine Arbeit, die hohen inhaltlichen und formalen Ansprüchen genügt, und haben Interesse an einer honorarvergüteten Publikation?

Dann senden Sie bitte erste Informationen über sich und Ihre Arbeit per Email an *info@vdm-vsg.de*.

Sie erhalten kurzfristig unser Feedback!

VDM Verlagsservicegesellschaft mbH
Dudweiler Landstr. 99   Telefon +49 681 3720 174
D - 66123 Saarbrücken   Fax   +49 681 3720 1749
www.vdm-vsg.de

Die VDM Verlagsservicegesellschaft mbH vertritt

 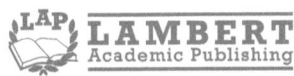 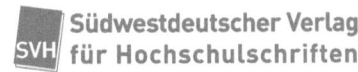

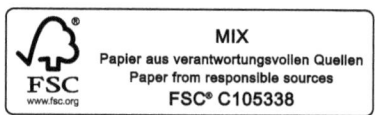

Printed by Books on Demand GmbH, Norderstedt / Germany